Brearley/Birchley

Beratung und Gesprächsführung
bei Krankheit und Behinderung

Weitere Titel in der Reihe Patientenschulung, Beratung und Palliativpflege

Barbara Klug-Redman
Patientenschulung und Beratung
Ullstein Mosby, Berlin/Wiesbaden 1995
ISBN 3-86126-526-5

Jean Lugton
Kommunikation mit Sterbenden und Ihren Angehörigen
Ullstein Mosby, Berlin/Wiesbaden 1995
ISBN 3-86126-538-9

Bridget Cook und Shelagh G. Phillips
Verlust und Trauer. Bedeutung – Umgang – Bewältigung
Ullstein Mosby, Berlin/Wiesbaden 1995
ISBN 3-86126-537-0

Gill Brearley
Peter Birchley

Beratung und Gesprächsführung bei Krankheit und Behinderung

**ULLSTEIN
MOSBY**

Gill Brearley, MCSP, Cert. Ed., Dip. Counselling. GB
Peter Birchley, CQSW, CSW, Cert. Family Casework and Law. GB

Übersetzerin: Silke Hinrichs, Limburg
Bearbeiter: Rudolph Müller, Dipl. Psych., Kelsterbach

Die Deutsche Bibliothek – CIP-Einheitsaufnahme

Brearley Gill:
Beratung und Gesprächsführung bei Krankheit und Behinderung /
Gill Brearley ; Peter Birchley. [Übers.: Silke Hinrichs.
Bearb.: Rudolph Müller]. - Berlin ; Wiesbaden : Ullstein Mosby, 1995
Einheitssacht.: Counselling in disability and illness <dt.>
ISBN 3-86126-534-6
NE: Birchley, Peter:; Müller, Rudolph [Berab.]

Das vorliegende Buch ist eine Übersetzung aus dem Englischen von:
„Counselling in Disability and Illness" von **Gill Brearley/Peter Birchley**

© Times Mirror International Publishers Ltd. London, UK 1994

© Ullstein Mosby GmbH & Co. KG, Berlin/Wiesbaden, 1995

Lektorat: Jürgen Georg
Herstellung: Annette Meeser
Druck: Druckerei Schreck, Maikammer
Buchbindung: Fikentscher, Darmstadt

Printed in Germany

ISBN 3-86126-534-6

Inhalt

Über dieses Buch

Die Autoren veranstalteten 1979 ihren ersten Spezialkursus für Behinderte. Diese „Einführung in die Gesprächsführung" war so konzipiert, daß auch diejenigen Interessierten Beratungsmethoden erlernen und üben konnten, denen es wegen mangelnder Mobilität oder Kommunikationsfähigkeit nicht möglich war, die regulären Veranstaltungen zu besuchen. Im Laufe der Jahre veränderte sich das ursprüngliche Konzept, und immer mehr Nichtbehinderte, die sich für das Thema interessierten, nahmen an den Kursen teil. Zuerst waren es hauptsächlich die Begleiter der behinderten Kursbesucher, später jedoch stießen immer mehr Leute hinzu, die sich einfach für die besonderen Aspekte der Beratung behinderter und kranker Menschen interessierten.

Diese Kurse (es gab außerdem Kurse mit besonderen Zielsetzungen, zum Beispiel für spezielle Berufsgruppen) wurden von Physiotherapeuten, Sozialarbeitern, Logopäden, Beschäftigungstherapeuten, Krankenschwestern, Lehrern, Seelsorgern und natürlich von Angehörigen und Lebenspartnern Behinderter besucht. Sie alle wollten mehr über die besonderen Beratungsmethoden erfahren, die sie für die Arbeit mit ihren jeweiligen Patienten- oder Klientengruppen brauchten. Als die Autoren mit ihrer Kursreihe begannen, fühlten sich nur wenige Beraterinnen – aus welchen Gründen auch immer – in der Lage, die Beratung behinderter Menschen zu übernehmen. Das ist auch heute nicht bedeutend anders.

Dieses Buch ist ein Versuch, all denjenigen, die sich beruflich oder privat mit der Problematik Krankheit oder Behinderung konfrontiert sehen, verschiedene Beratungsmethoden nahezubringen. Wenn Sie es merken, wenn jemand Ihre Hilfe braucht und Sie die unterschiedlichen Bedürfnisse Ihrer potentiellen Klienten erkennen können, so werden Sie im Ernstfall auch keine Schwierigkeiten damit haben, die richtigen Methoden für die jeweilige Beratung zu wählen. Und es steht fest, *daß* Ihre Hilfe gebraucht werden wird. Dieses Buch zu lesen, kann der Anfang Ihrer Bereitschaft sein, anderen Hilfe zu gewähren.

Fachsprache wird von den jeweiligen Fachleuten benutzt, sei es um den Informationsaustausch untereinander zu vereinfachen oder um Laien auszugrenzen. In diesem Buch wurden Fachbegriffe weitgehend vermieden. Wo die Benutzung von Fachausdrücken unumgänglich war, sind sie im Text erklärt. Außerdem wurde ein Glossar zusammengestellt, in dem der Leser die Begriffe nachschlagen kann.

Um Unklarheiten zu vermeiden, nicht jedoch um geschlechtsspezifische Stereotypen zu bestätigen, ist im folgenden Text – außer wenn Fallstudien zitiert werden – von *der* Beraterin und *dem* Klienten die Rede. Die Verwendung von Zitaten aus Fallstudien geschieht mit dem Einverständnis der Beteiligten. Die Namen wurden hierzu verändert. Alle Protokolle wurden für die Publikation überarbeitet, sodaß sie sich flüssiger lesen.

Benutzung des Buches

Dieses Buch ist so aufgebaut, daß es dem Leser zuerst allgemein vor Augen führt, wann Kranke und Behinderte Beratung brauchen, um dann einige grundlegende Beratungstechniken zu beschreiben und die dafür erforderlichen Fertigkeiten zu betrachten. Schließlich wird darauf eingegangen, wie sich die Beraterinnen selbst Hilfe und Unterstützung für ihre Arbeit holen können. Bestimmte Ausgangssituationen und verschiedene Wege, wie an die Beratung herangegangen werden kann, werden beschrieben. Alle behandelten Punkte beziehen sich auf die Arbeit mit kranken und behinderten Personen. Eine Bibliographie und eine Adressenliste vervollständigen das Buch.

Die Autoren haben sich bemüht, jedes Kapitel in sich geschlossen zu halten und gegebenenfalls Querverweise anzubringen. Deshalb können sich Leser, die bereits Erfahrungen auf dem Gebiet der Beratung haben, ohne weiteres einzelnen Kapiteln zuwenden, die sich mit speziellen Punkten beschäftigen.

Vorwort

Dem Drachen ins Auge blicken

Im Märchen sind Drachen Geschöpfe von außerordentlicher Kraft und geheimnisvoller Weisheit. Carl G. Jung nannte 1964 den Drachen „die traditionelle Personifikation der kosmischen Kräfte des Bösen". Durch die Assoziation mit unüberwindbarer Stärke und dem Bösen schlechthin wurde der Drache zum Symbol für starke negative Emotionen wie Wut, (Hab-) Gier und Begierde.

Der Märchenprinz zieht aus, um den Drachen zu bezwingen, der das Land tyrannisiert und Jungfrauen verschlingt. Zuerst einmal muß er seinen Gegner überhaupt aufspüren. Üblicherweise leben Drachen in verborgenen Höhlen, wo sie riesige Schätze horten und gut bewachen. Oft steht dem Helden eine gefahrvolle Reise bevor, mitunter sind magische Kräfte im Spiel, die der Held für sich gewinnt, indem er einer scheinbar armen und verlassenen Person hilft.

Natürlich braucht er auch die richtige Ausrüstung. Als Sankt Georg auszog, um seinen Drachen zu töten, saß er in einer glänzenden Rüstung auf einem tapferen Schlachtroß und trug Schwert und Schild. Andere Drachentöter kannten die verwundbaren Stellen ihrer Gegner und konnten sie deshalb besiegen. Manche benutzten gar den Schutz magischer Tränke oder Tarnkappen. Diese Methoden bargen für die Helden natürlich ein weitaus geringeres Risiko. Hat er den Drachen bezwungen, ist dem Held reicher Lohn gewiß. Der Drachenschatz gehört nun ihm, er darf die gerettete Prinzessin heiraten, erhält einen Sack voller Gold oder wird sogar König. Gewissermaßen hat er auch Kraft und Weisheit des Drachen für sich errungen.

Jeder von uns steht seinen eigenen Drachen gegenüber: Kummer und Wut, Schuldgefühlen und Ängsten, unverarbeiteten Erlebnissen, die in den finsteren Höhlen unseres Unterbewußtseins lauern und uns das Leben schwer machen. Diese Ungeheuer können die Art und Weise, wie wir leben und mit anderen Menschen in Beziehung treten in unterschiedlichem Maß beeinflussen. Manchmal erkennen wir nicht einmal, wieviel Macht sie über uns haben oder fürchten sie so sehr, daß wir sie nicht herausfordern, sondern uns vor ihnen verkriechen und ihre Existenz verleugnen.

Beratung heißt, jemandem dabei zu helfen, seine Drachen aufzuspüren, ihnen ins Auge zu blicken, sie zu besiegen und dadurch ihre Kräfte und Schätze für sich zu gewinnen.

Prolog

Ben – Einer, der Hilfe braucht

Ben warf einen Blick auf die Küchenuhr. In einer halben Stunde würden die Kinder aus der Schule kommen – gerade noch Zeit für ein gemütliches Täßchen Kaffee. Er griff nach seinen Krücken und zog sich mühsam hoch. Während er den Kessel vollaufen ließ, schien es ihm einen Moment lang, als ob das Zittern in seinen Händen wieder schlimmer geworden sei. Dann dachte er an seinen gestrigen Termin beim Neurologen zurück und schalt sich selbst für seine wieder einmal blühende Phantasie. Niemand mit einem MS-Schub hätte die Hausarbeiten bewältigen können, die er heute erledigt hatte.

Er schob die Kaffeetasse über die Küchenzeile hinüber zu seinem Stuhl. Alles in allem, fand er, war es ein guter Tag gewesen. Jean würde auf dem Heimweg etwas für das Abendessen mitbringen. Sie konnten immer noch nicht ganz glauben, daß sie nach zehn Jahren Pause gleich einen solchen Traumjob bekommen hatte. Er machte ihr große Freude und es bedeutete Jean so viel, daß sie ihm die Sorge um ihre finanzielle Situation von den Schultern nehmen konnte.

Er wußte, daß es heutzutage keine Schande mehr war, die Rolle des Hausmannes zu spielen. Jedenfalls war es immer noch besser als das entwürdigende Angebot anzunehmen, das ihm der ach-so-gütige Chefredakteur seiner Zeitung gemacht hatte, nämlich den hauseigenen Lift zu führen. Man hatte ihn gerade zum Auslandskorrespondenten gemacht, als bei ihm die – fast liebevoll – MS genannte Krankheit ausgebrochen war. Einen Augenblick lang malte er sich aus, wie es gewesen wäre, hätte er das Angebot tatsächlich angenommen: Der weitgereiste Journalist Fahrstuhlführer, in seinen Reisen beschränkt auf das monotone Auf und Ab eines Aufzugs. Fetzen aus den Gesprächen anderer Leute aufschnappen und Neuigkeiten aus zweiter Hand erfahren, anstatt selbst brillante Exklusivberichte zu verfassen.

Er griff nach seinem wohlverdienten Kaffee und sein Blick fiel auf den Stapel frisch gebügelter Wäsche, der heute den Großteil seines Tagwerks ausmachte. Er sollte lieber auf solche Leistungen stolz sein, als seinen schmerzlichen Erinnerungen nachzuhängen. Früher hätte er sich den Luxus einer friedlichen Kaffeepause nicht gönnen können, damals war er immer viel zu beschäftigt gewesen. Wieder schaute er zur Uhr. Inzwischen müßte Jean den Wagen abgeholt haben. Es hatte wohl keine Probleme mit dem TÜV gegeben, aber das war auch nicht anders zu erwarten gewesen. Es war ein solides, verläßliches, wenngleich langweiliges Modell. Sie hatten Glück gehabt, daß sein Nachfolger so begeistert von Bens altem Wagen gewesen war, daß er einen guten Preis bezahlt hatte.

Jean wußte mit Autos umzugehen, also brauchte er sich auch darüber keine Gedanken zu machen. Sie war überhaupt eine wundervolle Frau. Jean stand mit beiden Beinen fest auf der Erde, alles hatte sie fest im Griff. Die Nachricht von seiner Krankheit hatte sie gefaßt aufgenommen und dann taktvoll und ohne viel Aufhebens das Ruder übernommen. Alles war von Anfang an klar gewesen, sie hatten nicht einmal darüber sprechen müssen. Eine tüchtige Frau, dachte er. Sie wurde immer mit allem fertig, auch wenn er nicht da war. Vielleicht war es sogar leichter für sie, wenn sie nicht mit ansehen mußte, wie er sich mit Arbeiten herumquälte, die sie in der halben Zeit erledigen konnte. Er riß sich zusammen, schon wieder zerfloß er förmlich vor Selbstmitleid. Scham durchfuhr ihn, dasselbe Gefühl, das ihn überkam, wenn er einmal in der Woche zur Krankengymnastik ging. Dort begegneten ihm so viele Leute, die wesentlich schlechter dran waren als er. Dort herrschte eine so anregend optimistisches Stimmung, und jeder schien davon angesteckt zu werden. Warum in aller Welt fühlte er sich immer so alleine gelassen und reizbar, wenn er wieder nach Hause ging? Sogar Kinder schienen dort auf die unbekümmerte Atmosphäre anzusprechen. Einige von ihnen schockierten ihn zutiefst. Sie waren fast noch Babys, und Kinderlähmung hatte sie furchtbar entstellt. Aber sie taten bereitwillig alles, was von ihnen verlangt wurde. All die schönen Erlebnisse, die er in seiner Kindheit und Jugend gehabt hatte, blieben ihnen von vornherein versagt. Wie konnte er sich selbst bemitleiden, wenn er diese Kinder sah? Wie konnte er vor Selbstmitleid fast zerfließen, wenn andere sich solche Mühe gaben, ihm zu helfen? Er hatte an den Ärzten nichts auszusetzen, die Physiotherapeuten waren große Klasse und die Beschäftigungstherapeuten und Sozialarbeiter stellten eine wahre Goldgrube dar, was praktische Ratschläge betraf.

Sogar die anderen Patienten beschämten ihn. Er dachte an den jungen Mann, der nach einem Motorradunfall fast vollständig gelähmt war und der trotzdem mit den Pflegern, den Physiotherapeuten und den anderen Patienten herumalberte, bis der ganze Gymnastikraum in Aufruhr war. Er hatte die Sozialarbeiterin fragen wollen, was mit diesem jungen Mann nach der Entlassung aus dem Krankenhaus geschehen würde. Wohin kamen solche Leute, die nicht mehr selbst für sich sorgen konnten und von deren Familien man nicht erwarten konnte, daß sie die nötige Pflege alleine bewältigten? Zwar hatte die Sozialarbeiterin, eine sehr zuverlässige und hilfsbereite junge Frau, ihn diese Woche angerufen, aber sie stand offensichtlich unter ziemlich starken Streß. Sie war zwar wie immer sehr freundlich gewesen, aber er hatte den Eindruck gehabt, daß ihre anderen Fälle weit mehr Aufmerksamkeit beanspruchten als er jemals erwarten konnte. Außerdem mußte sie auch noch eine Familie versorgen und ihr Mann war kein Invalide, also mußte sie die Hausarbeiten selbst erledigen, wenn sie nach Hause kam. Das wenigstens blieb Jean erspart.

Er hatte sie nicht mit Nebensächlichkeiten aufhalten wollen, also hatte er sich nur noch einmal für die Türsprechanlage bedankt und ihr erzählt, daß sie nun eingebaut sei und prima funktioniere. Er war wirklich froh über dieses Ding. Die Kinder waren natürlich ganz begeistert von diesem „Sesam-öffne-dich". Gleich würden sie wieder in das Mikrofon brüllen und gespannt darauf warten, daß er die magische Tür mit der Fernbedienung öffnete. Ein nettes Spielzeug für die Kinder, aber eine wahre Wohltat für ihn selbst. Wie oft hatte er die mühevolle Strecke zur Haustür zurückgelegt, nur um dann feststellen zu müssen, daß der ungeduldige Besucher schon wieder gegangen war.

Es klingelte an der Tür. Ben lächelte, drückte auf den Knopf, der jetzt bequem zu erreichen war, und die Stimme seines Sohnes ertönte. Mit der Ernsthaftigkeit eines Neunjährigen verkündete er seine Heimkehr. Im Hintergrund konnte er hören, wie sich seine Tochter beschwerte und versuchte, ihren Bruder beiseite zu schubsen. Susan war vom Augenblick ihrer Geburt an sehr kommunikativ gewesen, während ihr Bruder Tim ein eher stilles Kind war. Ben hatte ihnen so vieles zeigen wollen. Das war natürlich gewesen, als er noch gesund war. Als die Tür aufsprang, hörte Ben, wie Jeans Wagen vor dem Haus anhielt.

1 Die Beraterin – Wer ist das?

Sie haben nun gesehen, daß in manchen Situationen qualifizierte Hilfe gebraucht wird. Der Begriff *Beraterin* ist gefallen. Unserer Meinung nach kann beinahe jede Person, die das möchte, die nötigen Qualifikationen erwerben, um anderen Menschen dabei zu helfen, ihre Gefühle zu analysieren und ihre Probleme zu definieren und auszuräumen. Genau diese Hilfestellung wird von einer Beraterin erwartet. Die hier zugrunde gelegte Definition von Beratung entspricht dem Konzept der klientenzentrierten oder nicht-direktiven Gesprächsführung, das heißt es wird davon ausgegangen, daß letztendlich nur der Klient selbst seine Schwierigkeiten erklären und Lösungswege finden kann, ob dies nun zur Überwindung und Beseitigung der Probleme führt oder dazu, daß der Klient trotz seiner – unüberwindbaren – Probleme ein annehmbares Leben führen kann.

Spürt ein potentieller Klient, daß eine Person ihm zuhören und sich in seine Gefühle hineindenken wird und daß er ihr vertrauen kann, so wird er auf sie zukommen. Nur selten, wahrscheinlich sogar nie, wird ein Klient direkt um Hilfe bitten, es sei denn er vereinbart einen Termin mit einer professionellen Beraterin. Für den Hilfesuchenden ist es wichtig, daß die angesprochene Person wirklich bereit ist, ihm zu helfen und daß sie seine Bitte um Hilfe versteht. Die meisten Menschen haben Angst davor, abgewiesen, mißverstanden oder verurteilt zu werden oder sich zu blamieren. Deshalb gehen sie zumeist sehr bedacht und vorsichtig vor.

1.1 Die Herausforderung annehmen

Der Klient wird also der Beraterin in irgendeiner Form signalisieren, daß er ihre Hilfe braucht. Diese Signale können manchmal auch verbaler Art sein – dazu später mehr – aber häufiger kommen andere Anzeichen vor, die jedoch für eine geübte Beraterin ebenso leicht zu erkennen sind.

Ein Patient könnte zum Beispiel auf die Frage „Wie geht's?" mit „Danke, gut." antworten, gleichzeitig aber einen schnellen Seitenblick auf seine Gesprächspartnerin werfen, um zu sehen, ob sie ihm die Antwort abnimmt, oder er könnte das Gesicht abwenden und seine Antwort dadurch als Lüge entlarven. Eine „geschlossene" Körperhaltung während eines Gesprächs, das heißt übereinandergeschlagene Arme, gebeugte Haltung und gesenktes Gesicht, zeigt deutlich, daß der Klient nicht offen kommunizieren kann oder will. Dementsprechend signalisiert die Beraterin Interesse und Anteilnahme, wenn sie den Klienten direkt anschaut und Blickkontakt mit ihm sucht.

Häufig jedoch verhallen solche unausgesprochenen Bitten unerhört. Obwohl das Signal sehr wohl ankam, wird nicht darauf reagiert. Jeder von uns hat wohl schon einmal in einer solchen Situation gesteckt und wurde einfach ignoriert. Und umgekehrt haben wir alle gute Ausreden dafür, daß wir uns nicht um einen anderen Menschen kümmern konnten, der unsere Hilfe gebraucht hätte.

Wenn wir ganz ehrlich mit uns sind und diese Begründungen einmal genauer unter die Lupe nehmen, werden wir feststellen, daß wir eigentlich nur zu feige waren. Vielleicht sollte an dieser Stelle erwähnt werden, daß Ängste etwas ganz Normales und Natürliches sind. Die meisten von uns sind ihr ganzes Leben lang gezwungen, ihre Ängste zu unterdrücken oder zu ignorieren. Beides ist auf die Dauer weder sinnvoll noch gut. Wir sollten unsere eigenen Ängste genauso akzeptieren wie die unserer Klienten.

Die wohl am häufigsten angeführte Entschuldigung für die Nichtbeachtung eines potentiellen Klienten ist die Befürchtung, man könne irgendwelchen Schaden anrichten. Beraterinnen haben Angst, sie könnten ihren Klienten in einen noch schlimmeren Zustand bringen als den, in dem er sich ohnehin schon befindet. Das ist aber bei der Beratung , wo es ja nicht um das Erteilen von Anweisungen oder Auskünften geht, ziemlich unwahrscheinlich. Wer glaubt, solch enormen Einfluß auf andere zu haben, daß ihnen schon ein einfaches Gespräch mit ihm schaden könnte, muß ziemlich von sich eingenommen sein. Wenn wir uns anhören, was ein anderer Mensch empfindet, ihn ermutigen, seine Gefühle zu hinterfragen, ihn dazu bringen, seine Situation ein wenig objektiver zu betrachten, und ihn dadurch vielleicht sogar ein Stück näher an die Lösung seiner Probleme heranbringen, kann das kaum schaden. Und selbst wenn keine Lösung gefunden werden kann, ist das Schlimmste, was dem Klienten passieren kann, daß er sich an dem Punkt wiederfindet, an dem er begonnen hatte. Schaden ist aber gewiß keiner entstanden.

Anzunehmen, daß der beschriebene Prozeß dem Klienten schaden könnte, hieße an diabolisch-hypnotische Kräfte glauben, die – falls es sie überhaupt geben sollte – wohl nur die wenigsten Menschen besitzen. Einmal andersherum gefragt, glauben Sie, daß jemand Sie derart beeinflussen könnte? Warum also wollen Sie anderen die Willenskraft absprechen, sich gegen solche Einflüsse zu wehren?

Und unserer Meinung nach kann eine qualifizierte Beraterin einem Klienten erst recht nicht schaden. Der Beratungsprozeß mag zwar schmerzhaft und frustrierend für ihn sein, aber diese Gefühle werden nicht von der Beraterin verursacht, sondern der Klient trug sie bereits in sich und die Beraterin bringt sie lediglich zum Vorschein, sie ist nur der Auslöser dafür, daß der Klient seinen Schmerz und seine Ängste endlich wahrnimmt. Wir gehen davon aus, daß diese Empfindungen dem Klienten nicht schaden können, wenn er merkt, daß die Beraterin für seine Probleme offen ist und ihm bei der Aufarbeitung helfen wird.

Die Befürchtung von Beraterinnen, der Situation vielleicht selbst nicht gewachsen zu sein, die Angst vor der eigenen Unfähigkeit, mit dem Gehörten fertigzuwerden, ist da schon eher zutreffend. Tatsächlich haben die meisten Beraterinnen – mehr oder weniger stark ausgeprägt – genau diese Befürchtung. Natürlich fragt sich jede Beraterin, bevor sie einen Klienten annimmt, ob sie die geforderten Fähigkeiten und das nötige Einfühlungsvermögen hat. Manchmal liegt das Problem auch einfach darin, daß man nicht weiß, wie man auf die Person, von der man angesprochen wurde, zugehen soll. Sofort taucht die Erinnerung an andere Situationen auf, in denen man sich überfordert fühlte, und man beginnt, zu überlegen, ob man es schaffen wird, und noch mehr, ob man es besser gar nicht erst versuchen sollte. Es kann passieren, daß über diese Selbstzweifel der Klient ganz in Vergessenheit gerät und sich enttäuscht zurückzieht. Natürlich kann die Beratung eines Menschen, der schwere seelische Probleme hat, auch für die Beraterin frustrierend sein, nämlich wenn sie ihre eigenen Fehler bei ihrem Klienten entdeckt, sich in ihm wiedererkennt. Diese Erfahrung ist schmerzhaft und man möchte sie lieber vermeiden. Auch das kann ein Grund dafür sein, daß ein Klient abgewiesen wird. Doch dazu später mehr.

Jeder wird früher oder später einmal an seine Grenzen stoßen, aber es gibt Wege und Möglichkeiten, Fähigkeiten auszubauen oder zu verfeinern. Man kann Kurse belegen, Bücher (wie dieses) lesen oder sich bei erfahreneren Kolleginnen Rat holen.

Wirklich gute Beratung ist unmöglich, wenn es nicht Kolleginnen gibt, mit denen man Erfahrungen austauschen und über die eigenen Gefühle sprechen oder bei denen man sich einfach den Kummer von der Seele reden kann und selbst Verständnis und Unterstützung erfährt. Kurz, jede Beraterin braucht jemanden, mit dem sie Freud' und Leid teilen kann. Wir glauben, daß es erst dadurch möglich wird, die eigene Arbeit zu beurteilen und zu würdigen. Der Wert von Supervision durch Kolleginnen oder Vorgesetzte kann gar nicht genug betont werden. Hier gilt nicht nur das Gesetz, daß vier Augen mehr sehen als zwei; man kann seine Gedanken einfach besser ordnen, wenn man sie artikuliert, sie jemandem begreiflich macht, der mit der Problematik vertraut ist und sich seine Gefühle damit auch selbst bewußt macht. Supervision ist besonders wichtig, wenn man glaubt, daß eine Beratung schiefgelaufen ist. Es ist allerdings gar nicht so leicht zu sagen, ob eine Beratung wirklich gut oder schlecht war. Trotzdem ist das Gefühl, versagt zu haben, ganz gleich ob das nun zutrifft oder nicht, schmerzlich, und es ist wichtig, daß man seinen Kummer nicht in sich hineinfrißt, sondern ihn sich vom Herzen redet, damit man anschließend den Kopf nicht in den Sand steckt, sondern zu einem Neuanfang fähig ist.

Versagen ist aber nicht immer nur eine Einbildung der jeweiligen Beraterin. Es kommt vor, daß man tatsächlich versagt und dem Klienten überhaupt keine Hilfe ist. Diese Einsicht mag schwerfallen, aber es wäre ziemlich realitätsfremd, zu glauben , daß man für jedes auftauchende Problem sofort eine Lösung parat haben kann (und muß).

Es ist jederzeit möglich, daß man aus irgendwelchen Gründen nicht mit einem bestimmten Klienten zurechtkommt, ihm einfach nicht helfen kann.

Das kann zum Beispiel ganz einfach daran liegen, daß Beraterin und Klient zuwenig Gemeinsamkeiten haben; eine andere Beraterin würde sich vielleicht mit dem gleichen Klienten ganz wunderbar verstehen. Es kann auch vorkommen, daß der Beraterin ein Klient unsympathisch ist oder sie seinen Lebensstil falsch findet. So etwas passiert zwar relativ selten, aber wenn eine Beraterin tatsächlich einmal nicht mit einem Klienten zurechtkommt, sollte sie sich und ihm gegenüber ehrlich sein und ihm schonend klarmachen, daß er mit einer anderen Beraterin besser „beraten" wäre. Dabei ist es aber wichtig, daß sie ihn nicht einfach wegschickt, sondern Alternativen nennt.

Es kann auch das ein oder andere Mal vorkommen, daß eine Person das Stadium bereits überschritten hat, in der eine Beratung helfen kann. Das zu beurteilen

3

ist äußerst schwierig, und es wird eine Weile dauern, bis man sich wirklich darüber sicher sein kann. Manchmal wird überhaupt erst im Verlauf der Gespräche klar, daß ein Klient für eine Beratung nicht zugänglich ist. Supervision kann bei der Entscheidungsfindung eine große Hilfe sein. Auch wenn die Tatsache, daß es Menschen gibt, die in ihrer Persönlichkeit so stark geschädigt sind, daß einfache Mittel ihnen nicht mehr helfen können, noch so traurig ist, man muß sie einfach akzeptieren und wissen, daß man selbst keine Schuld an dem Zustand des Klienten trägt, sondern daß er – wahrscheinlich über lange Jahre hinweg – unter Umständen gelitten hat, die ihn schließlich zu einem seelischen Wrack gemacht haben.

Wenn sich partout keine Lösung für die Probleme eines Klienten finden läßt, mag das auch daran liegen, daß wirkliche Lösungsmöglichkeiten gar nicht existieren. Ist das erst einmal erkannt und akzeptiert, so können sich Klient und Beraterin der Aufgabe zuwenden, Wege zu finden, wie der Klient sich mit den Ursachen seiner Schwierigkeiten abfinden und trotz seiner Probleme angemessen leben kann.

Gerade in den beiden zuletzt beschriebenen Situationen fühlen sich Beraterinnen oft überfordert. Die Versuchung, die Rolle der Beraterin zu verlassen wird groß, da es soviel einfacher zu sein scheint, dem Klienten klipp und klar zu sagen, was er tun soll, als ihn allmählich dazu zu bringen, seine Entscheidungen selbst zu fällen. Aber diese Methode führt im Endeffekt zu nichts.

Im Grunde genommen tut jeder Mensch doch nur das, was er für richtig hält, und nicht das, was andere ihm raten. Anderen zu sagen, wie sie ihr Leben gestalten sollen, ist eine völlig sinnlose, aber trotzdem weitverbreitete Praxis. Verhält sich eine Beraterin so, braucht sie sich nicht zu wundern, wenn ihr Klient ihre gutgemeinten Ratschläge ignoriert. Außerdem wird das überhebliche Verhalten der Beraterin dazu führen, daß der Klient ihr in Zukunft wohl kaum noch seine Gefühle offenbart, und so ist diese scheinbare Notlösung Gift für die Entstehung eines echten Vertrauensverhältnisses, das für eine erfolgreiche Beratung unumgänglich ist.

Wenn man einem Menschen sagt, was er tun soll oder muß, nimmt man ihm die Möglichkeit zu artikulieren, was er tun will. Schlimmer noch, man verhindert sogar, daß er überhaupt erkennt, was er tun möchte. So wird zum Beispiel jemand, der sich von seinem Ehepartner scheiden lassen will, in erster Linie von seinen Emotionen, deren er sich wahrscheinlich nicht einmal bewußt ist, geleitet. Er braucht Hilfe, um sich über diese Gefühle klar werden zu können. Der beste Weg, um genau das zu unterbinden, wären gute Ratschläge, was denn nun zu tun sei, was er tun *soll*. Solche Anweisungen hemmen die innere Erkenntnis und verhindern, daß die betreffende Person ihre Situation wirklich verändern beziehungsweise um die nötige Hilfe bitten kann. Es gibt viele Möglichkeiten, sich – bewußt oder auch unbewußt – vor der Beratung eines Klienten zu drücken. Wichtig ist aber, daß man sich bewußt macht, was man tut, und auch darüber, warum man es tut. Es ist Ihre persönliche Entscheidung, ob sie sich auf die Beratung eines Klienten einlassen wollen oder nicht. Nehmen Sie die Herausforderung an?

2 Nicht-direktive klientenzentrierte Beratung

Oder: Hilfe zur Selbsthilfe

Carl R. Rogers beschrieb 1974 eine Therapiemethode, bei welcher der Klient den Ton angibt, während die Beraterin ihm lediglich dabei hilft, seine Probleme zu erkennen und zu lösen beziehungsweise Wege zu finden, mit diesen Problemen annehmbar zu leben. Rogers nennt einige Bedingungen, die er für einen erfolgreichen Therapieverlauf als unbedingt notwendig erachtet. Diese Grundlagen lassen sich wie folgt zusammenfassen:

Einfühlungsvermögen: Die Beraterin bemüht sich, die innere Welt ihres Klienten ganz unvoreingenommen so wahrzunehmen wie dieser sie erlebt und übermittelt das bei ihr entstehende Bild dieser Welt wieder zurück an den Klienten, indem sie seine Darstellungen aufgreift und ihm so ein Abbild seiner Wahrnehmung vor Augen führt. Die Einsicht, daß die Welt mit den Augen des Klienten betrachtet werden muß, ist unerläßlich. Ärzte haben in den letzten Jahren gelernt, daß sie bei der Schmerzbehandlung ausschließlich von den Empfindungen des Patienten ausgehen dürfen. Nicht die Schmerzen, die der Patient spüren müßte oder die, die andere Patienten hatten, können behandelt werden, sondern nur diejenigen, die der jeweilige Patient wirklich empfindet. Analog hierzu entspringen die Probleme, unter denen ein Klient leidet, der Art und Weise, wie er seine eigene Welt wahrnimmt. Nur wenn die Beraterin sich ohne Vorurteile, ohne vorgefertigte Meinungen und ohne eigene Vermutungen in diese innere Welt des Klienten hineinversetzt, wird sie beginnen, sie zu verstehen und kann dem Klienten dieses Verständnis zeigen. Nur dann vermag der Klient das Vertrauen zu seiner Beraterin fassen, welches nötig ist, um gemeinsam mit ihr einen Vorstoß in Bereiche seines Ichs zu wagen, die ihm so peinlich oder unangenehm sind, daß er sie normalerweise vor anderen lieber verborgen hält.

Kongruenz: Die Beraterin erforscht ihre eigenen Gefühle und zeigt sie dem Klienten. Häufig entwickelt eine Beraterin im Gespräch mit einem Klienten Gefühle wie Wut, Langeweile oder Trauer. Es wäre zu einfach, diese Emotionen dem zuzuschreiben, was der Klient sagt. Es ist wichtig, daß die Beraterin um ihre eigenen unbewältigten Erlebnisse und die daraus resultierenden Gefühle weiß und erkennen kann, wann ein Klient mit seinen Erfahrungsberichten ihre eigene Erlebniswelt berührt. Es kommt vor, daß ein Klient unangenehm nah an die Bereiche herankommt, die der Beraterin in ihrem eigenen Leben Schwierigkeiten machen.

In der Beziehung zwischen einer Beraterin und ihrem Klienten sind beide für die Gefühle ihres Gegenübers empfänglich. Wenn eine Beraterin nur vorgibt, verständnisvoll und mitfühlend zu sein, während sie eigentlich verärgert und frustriert ist, wird der Klient diese widersprüchliche Botschaft empfangen und mit Unbehagen und Verunsicherung reagieren. Deshalb ist es oft besser, wenn die Beraterin dem Klienten die Gefühle, die sie wirklich erlebt, zeigt und ihn daran teilhaben läßt. Ist sie sich der Ursachen dieser Emotionen bewußt, kann sie diese dem Klienten ebenfalls mitteilen.

Dadurch, daß die Beraterin ihre Emotionen – vor allem auch ihre negativen Gefühle – einbringt, hilft sie dem Klienten gleich mehrfach. Dieser erkennt, daß die Beraterin ehrlich zu ihm ist und das stärkt sein Vertrauen in sie. Es kann ihm außerdem helfen, seine eigenen Reaktionen besser zu verstehen. Er fühlt, daß er, so wie er ist, angenommen wird und merkt, daß er seine negativen Emotionen, die er zuvor als inakzeptabel empfunden und deshalb verdrängt hat, einbringen darf. Das führt dazu, daß er sich und seine Gefühle schließlich selbst akzeptiert.

Bedingungsfreie Wertschätzung: Die Beraterin zeigt ein generelles Interesse für den gesamten Klienten, ein Interesse, das nicht von vorschnellen Schlüssen oder den Entscheidungen beeinflußt ist, welche die Beraterin fällen würde, steckte sie in der Lage des Klienten. Echte Empathie führt unweigerlich dazu, daß die Beraterin die Ansichten des Klienten nachvollziehen kann. Weiß die Beraterin um ihre Vorurteile und vorgefertigten Meinungen und hält sie diese in der Beziehung zu ihrem Klienten bewußt zurück, kann sich echte Wärme zwischen den beiden entwickeln.

Diese Wärme ist für den Klienten wichtig, aber sie darf nicht besitzergreifend werden. Fühlt sich die Beraterin allzusehr für ihren Klienten verantwortlich, kann sie das dazu verleiten, ihm den Weg aufzudrängen, den sie für richtig hält. Sie sollte sich immer vor Augen halten, daß nur die Erkenntnisse, die der Klient selbst macht, und die Konsequenzen, die er für sich daraus zieht, ihm wirklich weiterhelfen können.

Rogers beschreibt die Entwicklung der Beratungsbeziehung folgendermaßen:
a) emotionale Erleichterung
b) allmähliche Erforschung von Einstellungen und Verhaltensweisen
c) wachsendes Bewußtsein für verleugnete Elemente
d) sich wandelndes Selbstbild innerhalb veränderter Rahmenbedingungen
e) verändertes Selbstkonzept
f) neue, bewußt kontrollierte, besser an die Realität angepaßte Verhaltensweisen
g) Verbesserung der sozialen und zwischenmenschlichen Kontaktfähigkeit

Betrachtet man diese Gliederung genauer, wird deutlich, daß mit dem Konzept der nicht-direktiven klientenzentrierten Gesprächsführung nicht gemeint ist, daß die Beraterin ihrem Klienten einfach gute Ratschläge erteilt. Vom Klienten wird weit mehr erwartet, als gehorsam Anweisungen zu befolgen. Und auch von der Beraterin wird mehr verlangt, als nur Informationen und Verhaltensmaßregeln weiterzugeben, die dem „gesunden Menschenverstand" entsprechen.

Einer Beratung liegt vielmehr ein Arbeitsbündnis zugrunde, bei dem Würde und Selbstachtung des Klienten voll anerkannt werden. Es geht um eine Partnerschaft, in der die Beraterin ihre Fähigkeiten und Erfahrungen einsetzt, um den Klienten so weit zu bringen, daß er sich kritisch mit seinem Ich auseinandersetzen kann, eine Beziehung, in der zwei Menschen, die sich gegenseitig respektieren und anerkennen, harte Arbeit leisten.

Unter den von Rogers als grundlegend für ein Beratungsverhältnis angeführten Gesichtspunkten ist bedingungslos freie Wertschätzung, eine Wärme, die frei von Vorurteilen und Vermutungen ist, wohl am schwierigsten zu verstehen. Die meisten von uns sind nicht daran gewöhnt, denn die Wärme, die wir normalerweise empfangen, ist entweder an Bedingungen geknüpft oder wir sind selbst nicht fähig, sie wertfrei anzunehmen. Nur selten erleben wir, daß uns echte Wärme und Beachtung entgegengebracht wird, daß wir ohne jegliche Bedingungen und Hintergedanken um unserer selbst willen anerkannt werden. Deshalb fällt es uns schwer, eine solche Wärme ohne Mißtrauen oder Befürchtungen anzunehmen. Um sich solcher Beachtung würdig fühlen zu können, muß man sich selbst voll akzeptieren, und das tun nur die wenigsten Menschen. Auch um anderen Wärme geben zu können, ist diese Selbstakzeptanz nötig. Wir müssen davon überzeugt sein, daß ein solches Angebot wertvoll ist und nicht zurückgewiesen wird. Im konkreten Fall wird es der Beraterin nicht schwerfallen, Wärme für einen Klienten zu empfinden, wenn Empathie vorhanden ist und sie ihren Selbstwert akzeptiert hat. Hat die Beraterin erst einmal anerkannt, daß ihre eigenen Urteile und Erfahrungen für den Klienten nicht relevant sind, kann sie sich für die Gefühlswelt des Klienten öffnen. Um es mit einem Sprichwort der Sioux zu sagen, nachdem sie „einmal in den Mokassins eines anderen gelaufen ist", wird die Beraterin erleben, wie ihre Wärme ganz automatisch dem Klienten zufließt; dieses Erlebnis ist eine der Belohnungen der Beratung.

Selbstverstehen und die Wertschätzung des eigenen Selbst werden zusammen mit einigen Übungen oder Spielen in Kapitel fünf beschrieben. Diese Punkte, Selbstverstehen und Selbstwertgefühl, sind wichtig, denn Beratung bedeutet, „sein ganzes Selbst einzubringen". Die Betonung liegt auf dem Wort *ganz*. Ganzheit des Selbst kann nur entstehen, wenn wir lernen, unsere eigenen Motive, Reaktionen und Rückschlüsse zu verstehen. Es ist nötig, daß wir sie erkennen, akzeptieren und gegebenenfalls zum Besseren verändern. Spricht man von Ganzheit des Ichs, so hat das mehrere Bedeutungen. Mit einem steigenden Selbstwertgefühl geht meistens ein wachsendes Bewußtsein für die eigenen Fähigkeiten einher. Mehr noch, der Wert dieser Fähigkeiten wird höher eingeschätzt. Wir müssen erkennen, daß viele Fähigkeiten, die wir als selbstverständlich ansehen und die alles andere als außergewöhnlich zu sein scheinen, in bestimmten Beratungssituationen von großem Nutzen sein können, obwohl sie in engerem Sinne nicht zu den Beratungsfähigkeiten zählen.

Kaffeekochen gilt wohl kaum als besonders anspruchsvolle Aufgabe. Für manche Menschen ist es aber aufgrund einer Behinderung sehr wohl eine große Leistung, ihrer Beraterin eine Tasse Kaffee zu kochen und zu servieren. Weil die Beraterin sowohl um diese Behinderung als auch um die Mühen weiß, die mit dieser Leistung verbunden sind, kann sie diesen Vorgang in späteren Beratungssitzungen gewinnbringend einsetzen.

Jeder von uns erwirbt im Alltag auf unterschiedlichste Weise die verschiedensten Fähigkeiten. Viele dieser Fähigkeiten können (wenn auch nicht unbedingt) irgendwann einmal, vielleicht in einer fernen Beratungssitzung, genutzt werden. Kürzlich erzählte eine junge Beraterin von einer Klientin, zu der sie einfach nicht durchdringen konnte. Jahre zuvor hatte die Beraterin eine Lehre als Floristin gemacht. Sie benutzte nun das Arrangieren von Blumen als Bild, um ihrer Klientin die Schwierigkeiten zu erklären, die sie dabei hatten, eine Beratungsbeziehung aufzubauen. Weil die Beraterin wußte, wovon sie sprach (sowohl in bezug auf Floristik als auch im Hinblick auf Beratung), konnte die Klientin die Probleme ebenfalls erkennen und begann, „ihre Blumen zu arrangieren".

Wertschätzung des eigenen Ichs beinhaltet, zu wissen um die eigenen Fähigkeiten, von denen jede einzelne einen gewissen Eigenwert hat. Und es trifft auch zu, daß viele Eigenschaften, die wir haben oder im Laufe der Jahre erwerben, unter bestimmten Umständen einen sehr greifbaren Wert für die Beratung besitzen. Salvador Minuchin schrieb 1977: „Das einzige Du, das ich kenne, bin ich." Das einzig verläßliche Werkzeug, was ich habe, bin ich selbst. Nur wenn ich meine ganzen Fähigkeiten einsetze, kann ich also mein Bestes geben. Wir können uns verändern und wachsen, aber nur wenn wir merken, daß es unser Leben oder unsere Beziehungen bereichert oder unsere Leistungsfähigkeit steigert. Der noch so feste Vorsatz, sich zu ändern, schlägt zwangsläufig fehl, wenn er von dem Gefühl ausgelöst wurde, keine akzeptable Person zu sein.

Die meisten Ausbildungsgänge im paramedizinischen Bereich schließen ein, daß die Lernenden, das was sie später anderen angedeihen lassen sollen, auch an sich selbst erfahren. Genauso muß die Beraterin bedingungsfreie Wärme sich selbst gegenüber gespührt haben, bevor sie diese einem Klienten entgegenbringen kann.

Konfrontation: Diesen Aspekt der klientenzentrierten Gesprächsführung könnte man auch als kreatives Zuhören (im Gegensatz zum passiven Akzeptieren der Ausführungen des Klienten) bezeichnen. Er ergibt sich fast automatisch aus der Kongruenzfähigkeit der Beraterin.

Ohne Konfrontation ist es für den Klienten ein einfaches, aus der Beratungsbeziehung Wärme, Verständnis und Bestätigung zu ziehen, ohne bei der Beseitigung seiner Probleme Fortschritte zu machen. Zwar werden ihm seine Schwierigkeiten möglicherweise bewußt und er kann sie analysieren, aber er kommt auf dem Lösungsweg keinen Schritt voran. Eine Beraterin, die auf ihre eigenen Gefühle achtet, wird schnell merken, wenn ein Klient „feststeckt". Eventuell fühlt sie sich innerlich gelangweilt oder verärgert, weil der Klient sich wiederholt oder eine bestimmte Reaktion von ihr erwartet. Indem sie das dem Klienten zeigt, ihn also mit seinem Verhalten konfrontiert, kann sie ihm den nötigen Impuls geben, um weiterzukommen. Dabei muß sie den Klienten nicht verletzen. Wie Beraterin und Klient mit Konfrontation umgehen, hängt größtenteils von ihren Charakteren und der Beziehung zwischen ab. Merkt die Beraterin, daß ihr Klient immer wieder die gleichen Themen anschneidet, ohne dabei neue Erkenntnisse zu gewinnen, kann sie ihn zum Beispiel folgendermaßen mit seinem Verhalten konfrontieren:

„Das scheint Sie wirklich zu beschäftigen. Ich frage mich, warum Sie mir noch einmal davon erzählen."

„Ja, ich kann mich erinnern, daß Sie mir das schon einmal erzählt haben. Was wollen sie wegen dieser Gefühle tun? Was könnten Sie als nächstes tun?"

„Sie scheinen festzustecken. Ist da etwas, worüber Sie nicht reden möchten?"

„Mir scheint, ich soll anders auf diese Geschichte reagieren. Ich frage mich, was Sie wohl von mir erwarten."

Häufig reagieren Klienten auf solche Konfrontationen mit Verärgerung. Die Beraterin kann aber diesen Ärger akzeptieren und ausnutzen. Wut kann sehr nützlich sein und, wenn die Beraterin sie anerkennt, zu neuen Einsichten führen. Der Klient kann dadurch etwas näher an Akzeptierung und Lösung herankommen. Nachdem der Klient einmal seine Wut zum Ausdruck gebracht hat und die Beraterin herzlich und hilfsbereit geblieben ist, obwohl der Klient seine starken und „inakzeptablen" Gefühle herausgelassen hat, wird der Wert der Konfrontation durch die Gewinnung neuer Erkenntnisse bestätigt. Das ist allerdings nur der Fall, wenn der Klient tatsächlich willens und bereit ist, seine Schwierigkeiten bewußt wahrzunehmen und an der Beseitigung zu arbeiten. Liegt ein solches Ergebnis nicht vor, könnte es sein, daß der Klient eigentlich gar nicht möchte oder (noch) nicht bereit ist. Die Beraterin sollte dann überlegen, ob das Beratungsverhältnis überhaupt angemessen ist. Durch weitere Konfrontation kann sie eventuell klären, was der Klient wirklich will. Falls er eigentlich nur Sympathie oder einen Kummerkasten sucht, der kommentarlos alles akzeptiert, ist Beratung nicht der richtige Weg, und die Beraterin muß abwägen, welche Methoden sie sonst noch einsetzen könnte.

Die Klärung des Umgangs miteinander während einer Beratung ist Inhalt des Beratungsabkommens. Die Erarbeitung eines solchen Abkommens wird in Kapitel sieben behandelt.

3 Die richtige Beratung für Ben

Im Prolog haben wir die Figuren aufgestellt, in den beiden vorausgegangenen Kapiteln die Grundregeln der Gesprächsführung umrissen. Nun wollen wir beides zusammenfügen, um die Kunst der Beratung zu zeigen.

Die körperlichen Symptome bei Multipler Sklerose (MS) bilden einen Nährboden für psychische Probleme, mit denen sich vor allem Außenstehende schwertun. MS bedeutet in erster Linie Ungewißheit. Diagnose, Verlauf, Heilungschancen, all das fällt in den Bereich der Spekulation. Zudem weiß der Kranke nie, wie der nächste Tag aussehen wird. Dinge, die er heute noch tun konnte, sind morgen vielleicht schon unmöglich. Plötzliche Müdigkeit, ähnlich wie bei Grippeinfektionen, löst peinliche Situationen und Mißgeschicke aus, Inkontinenz, Verwirrung und zitternde Hände machen die einfachsten Aufgaben zu unüberwindlichen Schwierigkeiten. Es scheint unmöglich, auch nur einen oder zwei Tage im voraus zu planen. Mit qualifizierter Hilfe kann der MS-Patient lernen, mit den Symptomen zurechtzukommen, und seine aus der Ungewißheit entstehenden Ängste soweit in den Griff zu bekommen, daß er wieder ein annehmbares Leben führen kann. Aber das braucht natürlich seine Zeit.

Alexander und Penelope Burnfield – beide Mediziner und Berater mit Erfahrungen auf dem Gebiet der MS – haben in Untersuchungen festgestellt, daß „manche Ärzte weder die Probleme ihrer Patienten noch das Gefühl, nicht helfen zu können, emotionell verkraften". Uns ist zu Ohren gekommen, daß angehende Mediziner und Pflegekräfte immer noch lernen, Euphorie sei ein typisches Symptom für MS, obwohl Depressionen wesentlich häufiger vorkommen. Gerade diese Berufsgruppen sollten es eigentlich besser wissen. Offensichtlich ist hier Verleugnung am Werk, wie so oft als Reaktion auf eigene Unfähigkeit. Nach unseren Erfahrungen ist diese Euphorie – und das haben uns auch andere erfahrene Berater bestätigt – meist nur gespielt. Sie ist eine konditionierte Reaktion auf die Erwartungen der Pflegenden. Diese Reaktion wird nämlich – bewußt oder unbewußt – von den Kranken erwartet, manchmal wird sie sogar direkt verlangt.

So geben Krankenhauspatienten, die auf die Hilfe anderer angewiesen sind und die sich in einer Umgebung, die für Individualität keinen Platz läßt, notwendigerweise anpassen müssen, ihren Erwachsenenstatus meist freiwillig auf. Nur so können sie sich ganz in die Hand anderer geben, entwürdigende und schmerzhafte Prozeduren über sich ergehen lassen und sogar die völlige Ausschaltung ihres Bewußtseins unter der Narkose ertragen. In diesem neuen, „kindlichen" Zustand ist der Patient sehr empfänglich für an ihn gerichtete Erwartungen. Viele von uns können mit den Ängsten und Irritationen und der Niedergeschlagenheit der Patienten nicht umgehen und neigen dazu, diese Gefühle zu ignorieren. Durch unsere Verweigerung verlangen wir vom Patienten, keine Zeit damit zu verschwenden, seiner Gesundheit nachzutrauern. Auch wenn eine solche Meisterleistung unvorstellbar ist, wird vom Patienten erwartet, daß er sich klaglos in sein Schicksal fügt oder sogar – völlig unnatürliche – Euphorie an den Tag legt. Durch diesen Selbstschutz machen wir es uns sehr leicht. Der Patient, der jetzt mit seinen Gefühlen alleine fertigwerden muß, fühlt sich nutzlos und verlassen, ist deprimiert und verliert sich in Selbstzweifeln.

Wir benutzen hier bewußt das Wort *trauern*, obwohl es unpassend erscheint. Aber es trifft den Sachverhalt ziemlich genau. Es impliziert einen Verlust und als solcher werden die Auswirkungen von Krankheit und Schwäche tatsächlich empfunden. Der MS-Kranke zum Beispiel erlebt einen Verlust an Gesundheit, an körperlicher und sexueller Attraktivität, der Libido, an Selbstvertrauen, an Leistungsfähigkeit, vielleicht sogar den Verlust seines Arbeitsplatzes oder Partners und oft auch einen, möglicherweise nur eingebildeten, Verlust seines sozialen Status. Dieses Gefühl bezieht sich nicht zwangsläufig nur auf Erlebnisse, die ihm tatsächlich entgangen sind, sondern er fühlt sich sogar der Möglichkeiten beraubt, die er auch als Gesunder nie wahrgenommen hätte. Wie bei einem echten Trauerfall können Wut, Kummer, Angst, Schuldgefühle, Depressionen und auch Abwehrmechanismen wie zum Beispiel Verdrängung ausgelöst werden. Diese Gefühle müssen analysiert und aufgearbeitet werden, bevor der Patient fähig ist, sich mit seiner Situation abzufinden und/oder eine Lösung für seine Schwierigkeiten zu finden. Die „Trauerarbeit" muß zuerst abgeschlossen werden (siehe auch Kapitel zehn).

Die Burnfields stellten weiter fest, daß die psychischen Probleme, die mit MS einhergehen, für den Kranken oft schlimmer sind als die körperlichen. Ben, unser Fallbeispiel aus dem Prolog, erhält eine angemessene gesundheitliche Betreuung und die nötigen praktischen Hilfsmittel stehen ihm zur Verfügung, aber niemand scheint seinen psychischen Zustand zu bemerken. Ben spürt, daß seine negativen Emotionen nicht verstanden werden, schließt daraus, daß sie wohl übertrieben sind und sucht den Fehler bei sich. Er beginnt, sich für seine Gefühle und sein Verhalten zu schämen, und findet, daß er so nicht akzeptabel ist. Er versucht nun, sich den Vorstellungen der Personen anzupassen, von denen er jetzt abhängig zu sein scheint. Momentan spielt er noch recht erfolgreich die Rolle des starken Mannes, der sein grausames Schicksal mit Leichtigkeit meistert und seine negativen Gedanken niederkämpft, der dankbar für seine wunderbare Frau und die gute Pflege ist und dafür, daß es ihm nicht so schlecht geht wie anderen. Aber lange kann er diese Illusion nicht mehr aufrecht erhalten, jeder Tropfen kann das Faß zum Überlaufen bringen.

Warum also wird diese Rolle von Ben erwartet? Behält eine Person von einer Krankheit oder einem Unfall eine Körperbehinderung zurück, bietet es sich für ihre Umwelt geradezu an, die seelischen Aspekte zu ignorieren. Werden nur die physischen Veränderungen beachtet, kann man sein Gewissen leicht damit beruhigen, alles Menschenmögliche getan zu haben und braucht sich um den Rest keine Gedanken mehr zu machen.

Wer den Mut aufbringt, etwas genauer hinzuschauen, mag zwar die bekannten psychischen Nebeneffekte erkennen, kann sich aber immer noch einreden, daß alles Mögliche getan wird und der Patient die bestmögliche Betreuung erhält. Er wird wahrscheinlich sogar stolz auf sich sein und alle seine Zweifel ausräumen, indem er sich selbst lobt, gute Arbeit in einer schwierigen Situation zu leisten.

Wenn schon diejenigen, die mit solchen Behinderungen zu tun haben, sich etwas vormachen, wird wohl kaum jemand die Zeichen erkennen, die etwas über die

Nöte des Patienten aussagen. Diese Unfähigkeit wird vom Patienten noch verstärkt. Daraus kann sich ein regelrechtes Versteckspiel entwickeln, das beide Seiten bald meisterhaft beherrschen und bei dem der Patient seine Gefühle unterdrückt, die seine Umwelt ihn nicht ausleben läßt.

Oft tritt nach einer Behinderung eine umfangreiche Rollenverschiebung ein, weil die Gesellschaft sie erwartet und der Patient glaubt, diese Erwartungen erfüllen zu müssen. Um auf Ben zurückzukommen, die Rollenveränderung, die er hinnehmen mußte, vom vielbeschäftigten, weitgereisten Zeitungsreporter zum Hausmann, ist offensichtlich. Das Zusammenschrumpfen seiner Welt ist leicht zu erkennen. Und die Enttäuschung, die damit einhergeht, ist auch eindeutig. Bei genauerem Hinsehen aber zeigen sich noch andere Rollenveränderungen, die vielleicht nicht ganz so offensichtlich sind.

Bens bisherige Rollen waren die des Ehemannes, Vaters und Geldverdieners, die ihn ausfüllten und befriedigten. Jede dieser Rollen hat durch seine Krankheit eine Veränderung erfahren und durch jede dieser Veränderungen wurde Bens Horizont wieder ein bißchen enger. Seine Frau ist nicht mehr finanziell von ihm abhängig, sondern es ist jetzt genau umgekehrt. Jetzt ist es Ben, der ungeduldig auf die Uhr schaut und darauf wartet, daß die Kinder nach Hause kommen. Er erledigt den Haushalt so gut er kann und bemüht sich, stolz darauf sein, einen Stapel Wäsche gebügelt zu haben. Es ist Ben, der zu Hause sitzt und die Tür aufmacht, wenn es klingelt. Es ist Ben, der darauf wartet, daß seine Frau von der Arbeit kommt. Eigentlich sollte er froh sein, daß seine Frau im Gegensatz zu ihm einen so guten Job hat. Anders zu empfinden, wäre undankbar, und gerade das wird einem Kranken nicht zugestanden. Ben darf niemals, nicht einmal sich selbst, seinen Neid, seine Wut und seine Enttäuschung eingestehen, die Gefühle, die er hat, wenn er daran denkt, wie glücklich seine Frau mit ihrem neuen Job ist, während er mit seinem bescheidenen Tagwerk alles andere als zufrieden ist.

Als Jean den Ganztagsjob annahm, wurde Ben seiner finanziellen Sorgen enthoben. Vor seiner Krankheit waren Geldprobleme, wenn denn welche auftauchten, seine Sache gewesen. Zwar hat es ihm wohl kaum Freude gemacht, sich mit Hypotheken herumzuschlagen, aber vielleicht gab es ihm doch eine gewisse Befriedigung, Jean nicht mit solchen Sorgen belasten zu müssen. Jetzt ist ihm nicht einmal das geblieben. Noch schlimmer war es für ihn, seine Rolle ausgerechnet an die Person abtreten zu müssen, die vorher von ihm abhängig war.

Aber das ist noch lange nicht alles. Es mag schon schwer genug für Ben sein, seine finanzielle Abhängigkeit von seiner Frau zu akzeptieren, aber obendrein wird auch noch von ihm erwartet, daß er über sein scheinbares Glück froh ist. Alles andere würde als Undankbarkeit ausgelegt werden. Die Menschen in seiner Umgebung halten es natürlich für ein großes Glück, daß Jean die Rolle des Ernährers ausfüllen kann und so hat Ben gar keine andere Wahl, er muß sich ebenfalls glücklich schätzen, obwohl er in seinem Innersten keinen Anlaß dazu findet und es ihm vorkommt, als habe ihn mit seiner Gesundheit auch das Glück verlassen.

Man erwartet außerdem von Ben, daß er über den günstigen Verkaufspreis froh ist, den er für sein Auto erzielt hat. Er soll sich darüber freuen, daß er sein Kleinod, seinen ganzen Stolz, an den Mann verkaufen konnte, der obendrein noch seinen geliebten Job übernommen hat. Jetzt gibt es nur noch den Familienwagen, von dem er als *das* Auto oder sogar als *Jeans* Wagen spricht.

Das Auto eines Mannes wird oft mit Aspekten seiner Persönlichkeit in Verbindung gebracht, das vergötterte Objekt als ein Statussymbol oder sogar als ein Zeichen für Männlichkeit betrachtet. Ben mußte seinen Wagen opfern, und mit ihm einem kleinen Teil seiner Männlichkeit. Dieser Symbolismus darf nicht unterschätzt werden. Jean, die überhaupt mit allem so gut fertig wird, kennt sich mit Autos einigermaßen aus, das macht es für Ben auch nicht gerade leichter. Er kann ihr nicht einmal gute Ratschläge geben, sie weiß ja selbst Bescheid. Ben ist einer weiteren Sorge enthoben, seine Welt noch weiter zusammengeschrumpft.

Jean, die natürlich nur das Beste für ihren Mann will, tut alles, um ihm jegliche Sorge zu ersparen. Daraus ergibt sich, daß Ben auch aller seiner Aufgaben entledigt ist und ihm nur noch der Haushalt bleibt, den Jean natürlich viel schneller und besser erledigen könnte.

Durch jede Verantwortung, die Ben genommen wird, wird er weiter herabgesetzt. Er weiß, daß seine Frau es nur gut mit ihm meint und ihm ist auch bewußt, daß es eigentlich gar keine andere Lösung gibt. Deshalb fühlt er sich verpflichtet, auf seine Frau stolz zu sein. Er steckt in der paradoxen Lage, Freude darüber an den Tag legen zu müssen, daß er seine Pflichten nicht mehr erfüllen kann oder darf.

Jean hat Bens alte Rolle fast ganz eingenommen, ohne auch nur einen Ton darüber zu verlieren. Wie kann er ein Problem daraus machen, wenn Jean es nicht tut? Durch diese wortlose, wenn auch sinnvolle Übernahme hat Jean Ben die Möglichkeit genommen, darüber und damit über seine Gefühle zu sprechen.

In seiner Erkenntnis, daß Jean ebenso gut zurechtkäme, wenn er tot wäre, kommt die große Belastung zum Ausdruck, die dieses Schweigen Ben auferlegt. Er merkt, daß er für alle eine Belastung ist und Jean sich insgeheim über seine Langsamkeit und Ungeschicktheit ärgert. Weil er seine Gefühle immerzu unterdrücken muß, hat er keine Gelegenheit, sie zu analysieren und aufzuarbeiten. Er flüchtet sich in eine Art Ersatzbefriedigung und redet sich ein, daß ihn der Haushalt, den er eigentlich als niedere Arbeit ansieht, ausfüllt.

So gesehen, wirken Bens Versuche, den Hausmann zu spielen, ziemlich pathetisch. Es ist nicht die Rolle, die er für sich gewählt hatte und wie sehr er sich auch einredet, daß es heute keine Schande mehr sei, wenn ein Mann Hausarbeiten erledigt, er schämt sich doch dafür. Er empfindet es als eine Degradierung, und die Tatsache, daß er diese simplen Arbeiten eben nicht im Handumdrehen erledigen kann, frustriert ihn zusätzlich. Trotz dieser brisanten Mixtur von Gefühlen redet Ben sich immer noch ein, daß es nicht nötig sei, darüber zu sprechen.

Tatsächlich ist es aber so, daß Ben nie über seine Emotionen sprechen durfte. Niemand wollte ihm zuhören. Und jemandem etwas vorzujammern, der es eigentlich gar nicht hören will, würde für Ben bedeuten, daß er sich zu Selbstmitleid herabläßt. Das aber gesteht er sich am allerwenigsten zu. Sicher gibt es noch andere Gründe, die ihn davon abhalten, über seine Gefühle zu reden, aber wie die meisten von uns mußte er schon als Kind lernen, daß Selbstmitleid tabu ist. Schon der Begriff *Selbstmitleid* hat einen negativen Unterton, während es durchaus ehrenwert ist, Mitleid für andere zu empfinden. Wir sollten alle diese Auffassung, man dürfe sich nicht selbst bemitleiden, überdenken. Ben trifft zum Beispiel bei der Krankengymnastik viele Menschen, die er sehr wohl bemitleiden soll, weil es ihnen noch schlechter geht als ihm selbst. Aber kann das tatsächlich dazu führen, daß er sich besser fühlt? Wie kann er Mitleid für sie empfinden und sein eigenes Schicksal ignorieren? Verdammen wir nicht nur deshalb das Selbstmitleid anderer, weil wir befürchten, selbst Anteil an ihrem Leid nehmen zu müssen? Mit Optimismus kommen wir alle viel besser zurecht, und so benutzen wir oft eine aufgesetzte Fröhlichkeit, um unsere Ängste und Sorgen zu verdrängen und zu ignorieren, anstatt sie richtig zu verarbeiten.

Wenn Ben von der Physiotherapie kommt, fühlt er sich schlecht und von allen im Stich gelassen. Er schämt sich, als Erwachsener mit seinem Schicksal so viel schlechter zurecht zu kommen als die Kleinkinder, die er dort trifft. Er fühlt sich an seine Kindheit erinnert und daran, wie er schon damals immer zu hören bekam, er solle sich nicht so anstellen, sondern seinen Schmerz und Ärger herunterschlukken und sich wie ein großer Junge zu benehmen. Er kann sich einfach nicht an die positive Atmosphäre anpassen, die dort herrscht. Aber genau das wird wohl von ihm erwartet. Man will ihn einmal mehr in eine Rolle hineinpressen, die er nicht ausfüllen kann und will, die Rolle des „guten Patienten".

Wie aber verhält sich ein „guter Patient"? Er nimmt die schweren Einschränkungen, die ihm seine Krankheit auferlegt, nicht nur klaglos hin, sondern ist dabei auch noch fröhlich und optimistisch. Erfüllt Ben diese Erwartungen nicht, drückt er sich selbst den Stempel „schlechter Patient" auf, den er natürlich nur ungern tragen möchte. Ganz abgesehen davon, daß jeder versucht, von anderen gemocht und akzeptiert zu werden, kommt gerade bei Menschen, deren Leben in den Händen anderer liegt, eine unbewußte Angst hinzu, man könnte sie einfach ihrem Schicksal überlassen, wenn sie als schwierig und undankbar gelten.

Dem Individuum Ben ist aber in seiner momentanen Situation außer dem nackten Überleben kaum etwas geblieben. Er muß sich über andere, zum Beispiel seine Kinder definieren. Zwar tun das gewissermaßen alle Eltern, aber wieder einmal ist es so, daß Ben im Gegensatz zu anderen Personen gar keine andere Wahl hat. Auch hier wird er plötzlich in eine verdrehte Rolle hineingepreßt. Früher war er das unbestrittene Familienoberhaupt und kam mit Geschenken und interessanten Geschichten von seinen Reisen zurück. Jetzt ist er an das Haus gefesselt und alles, was er zu berichten hat, ist, daß ihm die Zuckerdose heruntergefallen ist und er die Wäsche gebügelt hat; mehr kann er seiner Familie nicht mehr geben. Jetzt sind es Jean und die Kinder, die ihm berichten, was sie – in der realen, interessanten Welt – erlebt haben.

Ben muß ein neues Körperbild akzeptieren. Dabei wird ihm seine Behinderung stets aufs Neue bewußt und ihm ist klar, daß auch die Kinder merken, wie sehr er sich verändert hat. Sie müssen sich damit abfinden, einen Vater zu haben, der anders ist und ihn womöglich vor ihren Freunden verteidigen. Sicherlich werden sie sich einiges anhören müssen, über einen Vater, der nicht arbeiten geht wie andere und sich auf Krücken herumschleppt. Auch sie haben einen Verlust erlitten, sie trauern einem aktiven und interessanten Vater hinterher. Ben ist sich dieser

Tatsache sehr wohl bewußt, seine eigene Enttäuschung, sein ganzer Kummer und seine Schuldgefühle werden noch verstärkt. Er merkt, daß er seinen Kindern nichts mehr geben kann, ihnen keine Zukunft zu bieten hat und ihnen nicht einmal richtig zeigen kann, daß er sie liebt und Interesse an ihnen hat. Er kann ihnen nicht mehr seine Aufmerksamkeit widmen, indem er stundenlang mit Tim Fußball spielt oder Susan zur Ballettstunde bringt und ihr zusieht.

In Ben gärt ein befremdliches Gefühlschaos und niemand scheint zu bemerken, daß er eigentlich gar nicht der glückliche, ausgeglichene Mann mit der verständnisvollen und hilfsbereiten Familie ist, der so gut mit seiner Krankheit fertig wird. Jeder, der bereit wäre, Ben zuzuhören, bekäme ein völlig anderes Bild. In Bens Gedanken aus dem Prolog finden sich viele Signale, die auch in einem Gespräch Ausdruck finden würden.

Die Worte, mit denen wir unsere Gedanken, Meinungen und Gefühle beschreiben, sind meist sorgsam gewählt, weil wir beim Zuhörer einen ganz bestimmten Eindruck erwecken wollen. Unwillkürlich aber rutscht uns manchmal etwas heraus, das einen tieferen Einblick gewährt. Der sogenannte „Freudsche Versprecher", bei dem ein unbeabsichtigter Fehler die eigentlichen Gefühle oder Ansichten des Sprechers enthüllt, zeigt, wie passend solche Ausrutscher oft sind. Ein herrliches schriftliches Beispiel für eine solche Fehlleistung erhielt einer der Autoren, als ihm ein Klient schrieb, er habe in einer bestimmten Gruppe keine „Aggrrressionen" empfunden.

Diese ganz offensichtlich zufällige (und vom Schreiber sicher nicht bemerkte) Einfügung von Extrabuchstaben, die ein „grrr" entstehen ließ, sagt wesentlich mehr über die echten Gefühle aus als die eigentlich beabsichtigte Beteuerung. Als man den Schreiber damit konfrontierte, konnte er darüber sprechen, daß er sich tatsächlich sehr über ein Gruppenmitglied geärgert hatte und wütend gewesen war, weil er vom Rest der Gruppe keine Hilfe erhalten hatte, als er sich mit dieser Person stritt.

Würde Ben seine (im Prolog abgedruckten) Gedanken artikulieren, könnte seine sehr bildhafte Sprache Aufschluß über seine wirklichen Empfindungen geben. So beschreibt er Jean zum Beispiel als jemanden, der 'mit beiden Beinen fest auf dem Boden steht' und 'alles fest im Griff' hat, was darauf hinweist, wie schwer es für ihn zu ertragen ist, sich auf Krücken fortbewegen zu müssen und gelegentlich nicht einmal in der Lage zu sein, seine Hände stillzuhalten. Als er über Jeans neuen Job nachdenkt, ist zunächst davon die Rede, daß *sie* es immer noch nicht ganz glauben könnten, während es bereits eine Zeile weiter nur noch heißt, daß er *ihr* Spaß mache. Hierin kommen Bens sehr gemischte Gefühle zum Ausdruck, die dadurch ausgelöst werden, daß Jean nun der Geldverdiener in der Familie ist.

Ben hat Probleme damit, die Rolle des Hausmannes zu spielen. Tatsächlich scheint sein ganzes Leben nur noch aus Rollen zu bestehen, die er spielen muß.

Das Wort *bewältigen* – von Ben zuerst benutzt, als er über die Hausarbeiten nachdenkt – wird häufig in bezug auf Behinderte und ihre Familien benutzt. So fragt sich Ben zum Beispiel, wie die Familie des querschnittsgelähmten jungen Mannes die körperlichen Belastungen, die mit seiner Pflege einhergehen, bewältigen soll. Bewältigen, das heißt, etwas (erfolgreich) hinter sich zu bringen. Ben

15

scheint das Unvermeidliche freudlos und mit zusammengekniffenen Lippen hinter sich zu brinen. Hätte er diese Formulierungen in einem Gespräch mit einer Beraterin verwendet, so hätte diese ihn dazu bringen können, daß er die dahintersteckenden Gefühle erkennt, versteht, und schließlich akzeptieren und aufarbeiten kann.

Gibt eine Beraterin ihrem Klienten Feedback, das heißt führt sie ihm seine eigenen Worte und das, was sie glaubt, aus ihnen herausgehört zu haben, vor Augen, kann sie diesen Erkenntnisprozeß auslösen, wie in dem folgenden Beispiel (K = Ben, B = Beraterin) verdeutlicht wird.

K: Einen Moment lang dachte ich, das Zittern wäre schlimmer geworden, aber es war nur mal wieder meine überaktive Phantasie.

B: Sie glauben, Ihre Phantasie ist überaktiv?

K: Das ist wahrscheinlich das Einzige, was an mir – überaktiv ist.

B: Und den Rest finden Sie nicht überaktiv?

K: Machen Sie Witze? Wie könnte mich jemand auch bloß als *aktiv* bezeichnen? Ich kann ja nicht mal meine Kaffeetasse selbst tragen ...

Ben hat bereits damit begonnen, seine wahren Gefühle zu beschreiben. Auch wenn dieses Beispiel trivial zu sein scheint, und der Kommentar der Beraterin ziemlich gestelzt klingt, in der Praxis wird das nicht so aufgefaßt werden. Ben hatte – wahrscheinlich halb-bewußt – einen Weg gefunden, seine Sozialarbeiterin anzusprechen. Er identifizierte sich zu einem bestimmten Grade mit dem Querschnittsgelähmten. Der junge Mann repräsentierte gewissermaßen Bens Zukunftsängste, die Befürchtung, sein Leben lang körperlich auf andere angewiesen zu sein. Hätte die Sozialarbeiterin Zeit gehabt, mit Ben zu sprechen, wie dieser sich erhofft hatte, wäre er möglicherweise in der Lage gewesen, diese Ängste zu artikulieren. Die Strategie, bezüglich einer dritten Person um Rat oder nach Informationen zu fragen, wird häufig benutzt und ist wohl den meisten Beraterinnen schon einmal begegnet. Sie minimiert das Risiko, abgewiesen zu werden, und kann vom pubertären „Ich habe da einen Freund, der ..." bis hin zu Bens wirklichem Interesse an seinem Mitpatienten variieren. Oft schätzt der potentielle Klient damit ab, wie die Beraterin auf ein persönlicheres Anliegen reagieren könnte. Erkennt die Beraterin diese verschlüsselte Botschaft, kann sie darauf eingehen und dem Klienten zeigen, daß sie für seine Probleme und Gefühle offen ist.

Im folgenden, fiktiven Dialog arbeitet die Sozialarbeiterin mit Feedback und setzt Kongruenz ein, das heißt sie teilt ihre Gefühle und emotionalen Reaktionen dem Klienten mit, wenn ihr das angemessen erscheint. (B = Ben, S = Sozialarbeiterin)

B: Ich habe mir so meine Gedanken gemacht, und jetzt wollte ich Sie mal fragen ... Kennen Sie John, den jungen Mann im Krankenhaus, der den Motorradunfall hatte?

S: Ich bin mir nicht sicher; erzählen Sie doch mal weiter.

B: Na ja, er ist jetzt fast ganz gelähmt und wird es auch bleiben.

S: Oh, ja, den John kenne ich.

B: Ich habe mir überlegt ... hm, ich meine, was passiert mit ihm, wenn er aus dem Krankenhaus entlassen wird?

S: Sie fragen sich, wo er hingehen wird?

B: Ja, genau, ich meine, man kann ja wohl nicht erwarten, daß die Familie seine Pflege bewältigt.

S: Sie glauben, daß man es der Familie nicht zumuten kann, einen Gelähmten zu pflegen?

B: Richtig. Also wohin soll er gehen?

S: Es gibt natürlich verschiedene Möglichkeiten, wie der Familie bei der Pflege zu Hause geholfen werden kann; zum Beispiel mobile Pflegedienste oder Umbauhilfen; es gibt sogar Spezialwohnungen. Und wenn das alles nicht hilft, hm, das ist natürlich eine schwierige Entscheidung. Das stelle ich mir am schlimmsten vor. Es gibt ja auch die unterschiedlichsten Formen stationärer Pflege.

B: Stationäre Pflege? Sie meinen, ein Heim?

S: Sie klingen ärgerlich, verbittert.

B: Warum auch nicht? Wie würden Sie sich fühlen, wenn Sie plötzlich nicht mehr für sich selbst sorgen könnten und man Sie in ein Heim stecken wollte?

S: Ich weiß es nicht. Ich kann es mir wirklich nicht vorstellen. Aber es klingt, als ob Sie sich mit dem Gedanken beschäftigt hätten.

Ben hat jetzt die Wahl. Er kann auf dem sicheren Boden seines vorgeschobenen Eröffnungszuges bleiben oder seine eigenen Ängste offenbaren. Bevor Ben weitermachen kann, muß die Beraterin ihn natürlich als Klienten akzeptieren. Oft genug läuft es leider anders ab als in unserem ersten Beispiel, und die unausgesprochene Bitte wird abgeschlagen und der potentielle Klient abgewiesen:

B: Ich wollte Sie mal fragen; was passiert eigentlich mit John, wenn er aus dem Krankenhaus entlassen wird?

S: Nun, der Physiologe und der Logopäde werden seinen körperlichen Zustand beurteilen, die Beschäftigungstherapeutin wird einen umfassenden Bericht verfassen und er kann dann in eine Reha-Klinik gehen. Es wird eine Konferenz geben, zu der die Eltern eingeladen werden, und man wird ihn an eine geeignete Einrichtung überweisen. Fast alle Patienten dieses Krankenhauses finden einen Platz.

Indem die Sozialarbeiterin auf die eigentliche Frage eingeht und Ben die scheinbar gewünschten Informationen liefert, kann sie sich einfach absichern. Sie wird zweifelsohne davon überzeugt sein, Bens Frage mehr als ausführlich beantwortet zu haben.

Sie hat – aus welchen Gründen auch immer – nicht erkennen können oder wollen, worum es Ben eigentlich ging, und dadurch ein für allemal verhindert, daß Ben den Dialog fortsetzt.

B: Wissen Sie, was mit John passiert, wenn er aus dem Krankenhaus kommt?

S: An Ihrer Stelle würde ich mir darüber keine Gedanken machen. Überlassen Sie das lieber den Leuten, die dafür zuständig sind. Ich rate Ihnen, sich auf Ihre eigenen Pläne zu konzentrieren. Meiner Erfahrung nach kann es sehr frustrierend sein, sich mit Dingen zu beschäftigen, von denen man nichts versteht. Lassen Sie uns lieber über den Schwimmkurs reden, den ich letzte Woche erwähnt habe. Sie brauchen eine Herausforderung, etwas, das Sie beschäftigt.

„Gute" Ratschläge dienen ebenfalls nur dazu, den Antwortenden abzusichern, stellen den Hilfesuchenden aber selten zufrieden. Es wäre zu einfach, davon auszugehen, daß ein Außenstehender den besseren Überblick hat und den richtigen Weg erkennen kann. Der Ratgeber jedoch wird glauben, daß seine Empfehlungen, die auf diesem scheinbar tieferen Einblick beruhen, für den Klienten nützlich sind. Eine wichtige Erkenntnis ist, daß es keinen absolut richtigen oder falschen Weg gibt, um auf eine Situation zu reagieren. Entscheidungen, die für die eine Person in Anbetracht ihrer Lage angemessen sind, könnten für eine andere völlig verkehrt oder sogar katastrophal sein. Das einzige, was zählt, ist, wie die jeweilige Person ihre Situation selbst einschätzt, und nicht, wie andere sie sehen.

Der Satz „wenn ich du wäre" hat hier keine Geltung. *Ich* kann niemals *du* sein, und *meine* Wahrnehmung der Welt stimmt nie ganz mit *deiner* überein. *Ich* kann nur die Einsichten in *deine* Welt bekommen, die *du* mir gewähren willst und kannst.

B: Was wird mit John geschehen?

S: Oh, er macht sich gut, es wird ihm gut ergehen, machen Sie sich keine Sorgen. Viele Menschen kümmern sich um ihn, alles wird gut.

Leichtfertige und oberflächliche Beruhigung ist für den Fragesteller geradezu eine Beleidigung und zeigt, daß der Antwortende sich um eine echte Antwort drückt. Es ist häufig gerade diese Verleugnung eines Problems, die zu der Annahme führt, eine verdrängte Tatsache könne ignoriert werden. Eine Behauptung wie „Mit John wird alles wieder gut" aufzustellen, obwohl doch ganz offensichtlich ist, daß John erschreckende Probleme hat, ist für Menschen wie Ben sehr verwirrend. Er, der um Johns ernsthafte Schwierigkeiten weiß, wird nun annehmen, daß seine weniger offensichtlichen Ängste ebenfalls verleugnet und er abgewiesen wird.

B: Wo wird John nach dem Krankenhausaufenthalt hingehen?

S: Wissen Sie, ich kann nicht mit Ihnen über einen anderen Patienten sprechen. Das wäre ihm gegenüber unfair und sehr unprofessionell. Da müssen Sie schon den Reha-Beauftragten oder die zuständige Sozialarbeiterin fragen.

Natürlich ist diese Antwort nicht gerade verkehrt. Eine Person an die zuständige Autorität zu verweisen, und dabei den eigenen Zuständigkeitsbereich zu definieren ist eine korrekte und sichere Antwort. Aber nur allzu oft handelt es sich dabei um eine Ausflucht, um eine Rationalisierung, das heißt der Antwortende erfindet eine Scheinbegründung , um nicht auf das wirkliche Bedürfnis des Klienten eingehen zu müssen.

Es gibt natürlich auch Situationen, in denen reine Informationen, Beruhigung und – wenn auch nur sehr selten – Ratschläge angemessen sind. Aber unter allen Umständen sollten Sie erkennen können, wann ein Klient Beratung braucht. Wir haben manchmal eine stark vereinfachte Darstellung benutzt:

Ein Patient wendet sich an einen Krankenpfleger und sagt: „Das linke Rad meines Rollstuhls fällt bald ab." Er kann mit verschiedenen Reaktionen konfrontiert werden:

„Den Mechaniker finden Sie in Zimmer 234" (Information)

„Wenn ich Sie wäre, würde ich das möglichst bald reparieren lassen. Meiner Erfahrung nach kann so etwas sehr gefährlich sein." (Ratschlag)

„Machen Sie sich keine Sorgen, das kommt schon wieder in Ordnung." (oberflächliche Beruhigung)

„Ich kann keine Rollstühle reparieren, Sie sollten zum Mechaniker gehen." (Verweis an einen Experten)

„Sie klingen beunruhigt. Was fühlen Sie, wenn Sie daran denken, daß Sie nur noch drei Räder haben?" (Beratungsansatz)

Obwohl die letzte Antwort im Hinblick auf das eigentliche Problem unsinnig erscheinen mag und das defekte Rad natürlich repariert werden muß, könnte es doch sein, daß der mögliche Verlust des Rades im Bewußtsein des Patienten schmerzliche Erinnerungen an seine körperliche Abhängigkeit und die eigene Verletzbarkeit auslöst. Diese Gefühle bedürfen näherer Untersuchung und müssen verarbeitet werden.

Die Reaktion der Sozialarbeiterin in der ersten Variante des Gesprächs, nämlich, Gefühle zu akzeptieren und ihm dadurch zu ermöglichen, diese zu erkennen und zu analysieren, setzt gewisse Fähigkeiten und die Kenntnis diverser Beratungstechniken voraus. Wir vermuten, daß ein Klient sich an eine Person wenden wird, von der er glaubt, daß sie sein Vertrauen nicht mißbraucht. Das muß aber nicht zwangsläufig eine ausgebildete Beraterin, eine Expertin, sein. Wenn Sie also merken, daß jemand Hilfe bei Ihnen sucht, sollten Sie dann darauf eingehen?

Vertraut ein Mensch darauf, daß Sie ihm helfen können, dann sind Sie vermutlich auch die richtige Person dafür. Es liegt bei Ihnen, ob Sie sich darauf einlassen oder nicht. Sollten Sie sich nicht fähig dazu fühlen, wird Ihre Entscheidung wohl richtig sein, denn nur Sie können beurteilen, inwieweit sich Ihre Fähigkeiten mit den an Sie gerichteten Forderungen und Erwartungen decken.

Sie könnten aber auch versuchen, die Ängste, die Sie davon abhalten, auf den Klienten einzugehen, zu akzeptieren. Wenn Sie diese Ängste annehmen, kann das Ihre Einschätzung der Situation, und damit auch Ihre Reaktion verändern.

4 Rollenspiel

Es mag unwissenschaftlich erscheinen, die Definition eines Begriffes damit zu beginnen, was er *nicht* bedeutet, aber wir mußten feststellen, daß viele Leute unter „Rollenspiel" etwas ganz anderes verstehen, als es wirklich heißt. Deshalb erschien es uns sinnvoll, zunächst zwei Dinge festzuhalten.
Rollenspiel bedeutet nicht Schauspielerei.
Rollenspiel bedeutet nicht Verstellung. Wir haben den Begriff Empathie erwähnt und beschrieben, wie die Beraterin ihr Einfühlungsvermögen sinnvoll einsetzen kann. Rollenspiel ist gewissermaßen eine Weiterentwicklung der Empathie.

Wendet die Beraterin Empathie an, so versucht sie, die Welt mit den Augen des Klienten zu betrachten und ihre eigenen Vermutungen und Vorurteile in den Hintergrund zu drängen. Beim Rollenspiel setzt sich die agierende Beraterin zunächst mit einigen Einzelheiten einer vorgegebenen Situation auseinander und durchlebt dann die Gefühle, die aufkommen, wenn sie beschreibt, wie sich diese Tatsachen auf sie auswirken. Diese Gefühle werden keinesfalls simuliert, sondern die Akteurin erlebt und empfindet sie sehr real. Eine Supervisorin kann die Akteurin dahin führen, daß sie Gefühle erkennt und akzeptiert, die sie ursprünglich gar nicht mit ihrer Rolle in Verbindung gebracht hatte.

Natürlich kann die Person, die sich in die Rolle hineinversetzt, nur ihre eigenen Gefühle empfinden und nicht die eines anderen Menschen. Diese Empfindungen mögen auf den ersten Blick nichts mit den Gefühlen der Person gemein haben, deren Erlebniswelt als Grundlage für das Rollenspiel dienen. In der Praxis aber hat sich das Rollenspiel als eine Technik von großer Bedeutung erwiesen, die auf mehr als eine Weise wirkt.

Den Erfahrungshorizont der Beraterin erweitern

Die Arbeit mit Menschen, die unter einer bestimmten Situation leiden, scheint unweigerlich dazu zu führen, daß die Beraterin versucht, sich vorzustellen, wie es ist, zum Beispiel unter einer fortschreitenden Krankheit zu leiden, einen geliebten Menschen verloren zu haben oder selbst bald sterben zu müssen. Wir haben festgestellt, daß niemand eine solche Vorstellungskraft besitzt.

Das Rollenspiel, bei dem die Situation eher nachgefühlt als theoretisch durchdacht wird, hat uns der Antwort auf die Frage „Wie mag es sein ..." etwas näher gebracht. Es hat unser Wissen über die zuweilen unerwarteten Reaktionen erweitert, die diese Art der Trauer auslösen kann.

Erhöhung der Sensibilität in bestimmten Situationen

In der Supervision, bei der eine Kollegin zu Rate gezogen wird, um den Beratungsprozeß zu beurteilen, kann Rollenspiel eine große Hilfe sein, gerade wenn es darum geht zu erkennen, wie sich bestimmte Probleme auf einen Klienten auswirken. Die Beraterin schlüpft in die Rolle ihres Klienten, während die Supervisorin den Part der Beraterin übernimmt.

Bei dieser Vorgehensweise kann die Akteurin gelegentlich Einsichten und Erkenntnisse einbringen, die sie im Beratungsprozeß gewonnen hatte, aber dem Klienten nicht mitteilte, weil ihr das Risiko, sich geirrt zu haben, zu hoch erschien. Vielleicht war ihr bisher aber auch gar nicht bewußt, was sie beobachtet und wahrgenommen hatte. Beim Rollenspiel kann die Beraterin die Gültigkeit solcher Einsichten überprüfen, was sich förderlich auf die eigentliche Beratungsbeziehung auswirken kann.

Manchmal haben wir Klienten mitgeteilt, was wir empfanden, als wir uns in ihre Situation hineinversetzten. Merkte der Klient, daß diese Gefühle seine eigenen Emotionen widerspiegelten, konnte durch diese Bestätigung der Beratungsprozeß oft ein gutes Stück vorangetrieben werden. War er in der Lage, diese Gefühle nachzuvollziehen und zu erklären, in welchen Punkten sie sich von seinen eigenen Emotionen unterschieden, konnte er dadurch oft Klarheit über die eigenen Empfindungen gewinnen.

Schmerzliche Gefühle von „sicherer Warte" aus durchleben

Die meisten von uns haben Schwierigkeiten, schmerzliche Emotionen zu artikulieren, sei es, weil sie Angst davor haben, sei es, weil sie es für unangebracht halten. Vielleicht befürchten wir, mit den Auswirkungen nicht fertigzuwerden, oder diese Empfindungen verursachen Schuldgefühle in uns (Beide Autoren erinnern sich daran, beim ununterbrochenen Schreien eines Babys eine fast mörderische Wut empfunden zu haben. Gleichzeitig schämten sie sich aber für dieses Gefühl, weil sie befürchteten, eines Tages auch ihren eigenen Kindern gegenüber solche Emotionen zu entwickeln.).

Beim Rollenspiel erlebt die Akteurin ihre Gefühle wie Kummer, Schmerz oder Wut, die mit der Rolle einhergehen, oft sehr intensiv und kann sie zum Ausdruck bringen. Dadurch, daß die Akteurin „nur" die Rolle einer anderen Person spielt, fühlt sie sich sicher, diese Gefühle auszudrücken. Wut und Schmerz zu durchleben und auszuleben, zuvor verbotene Gefühle herauszulassen, kann eine wertvolle Erleicherung sein. Hat die Akteurin diesen Emotionen erst einmal freien Lauf gelassen, ist sie anschließend oft imstande, über ihre eigenen unterdrückten Gefühle zu sprechen.

4.1 Beendigung des Rollenspiels

Weil Rollenspiel häufig starke Emotionen freisetzt und die Akteurin oft tief in der zu verkörpernden Rolle steckt, ist es wichtig, daß sie anschließend die nötige Zeit und Hilfe zur Verfügung hat, sich wieder daraus zu lösen und Imagination und Realität voneinander zu trennen.

Die Supervisorin, die mit der Beraterin arbeitet, hat verschiedene Hilfsmöglichkeiten. Die vielleicht einfachste Methode (sie kam im Rollenspiel mit Tim zum Tragen) ist, die Akteurin nach Ende des Rollenspiels zu bitten, ihren Namen, ihre Adresse, Details über ihre Familie und ihren Arbeitsplatz zu nennen. Hilfreich ist es oft auch, sie den Stuhl wechseln zu lassen, mit ihrer „wahren" Person zu plaudern und vielleicht noch ein Täßchen Kaffee oder Tee zusammen zu trinken.

Normalerweise folgt dem Rollenspiel eine Besprechung, bei der die Akteurin erneut in die Ichform, das heißt in die Rolle verfallen kann, während sie ihre Gefühle aus der Sitzung beschreibt. Am Ende der Besprechung sollte sie dann erneut die Gelegenheit erhalten, zu ihrer wahren Identität zurückzufinden.

Im vorausgegangenen Kapitel haben wir beschrieben, was Ben in bezug auf seine Krankheit empfand und Möglichkeiten aufgezeigt, wie man ihm im Rahmen einer Beratung dabei helfen könnte, seine Gefühle zu analysieren und zu artikulieren. Viele von Bens Schwierigkeiten stehen mit der Rollenverschiebung, die er gegenüber seiner Frau, seinen Kindern und auch anderen Personen empfindet, in Verbindung.

Wir haben bereits erwähnt, daß sich die Behinderung eines Familienmitglieds auf seine ganze Familie auswirken kann; in Bens Fall scheint das zuzutreffen. Um den ganzen Menschen Ben betrachten zu können, müssen wir zunächst einen Blick auf die Personen in seiner unmittelbaren Umgebung werfen. Die Gefühle, die wir Ben zugeschrieben haben, bezogen wir aus Gesprächen, die wir als Berater mit realen Klienten führten. Um festzustellen, wie Bens Krankheit sich auf seine Frau und seinen Sohn auswirkt, wollten wir nun die Methode des Rollenspiels anwenden.

Die nachfolgenden Protokolle sind transkribierte Tonbandaufnahmen, bei denen einer der Autoren jeweils die Rollen von Ehefrau Jean und Tim, Bens älterem Kind, übernahm.

Die Beraterin ist eine Psychotherapeutin, die normalerweise hauptsächlich mit Transaktionsanalyse (siehe Kapitel fünf) arbeitet. Während wir dieses Buch verfaßten, haben die Autoren ausführlich über die Situation von Ben und seiner Familie diskutiert. Die Beraterin wußte aber lediglich, daß Ben an MS litt, verheiratet war und zwei Kinder, ein Mädchen und einen Jungen, hatte. Hintergrund für die Rollenspiele war, daß Jean um Hilfe für ihren neunjährigen Sohn gebeten hatte, der verstört zu sein schien. Beide Rollenspiele dauerten ungefähr dreißig Minuten, wurden vom jeweils nicht agierenden Autoren beobachtet und gleich anschließend kommentiert. Diese Besprechungen wurden ebenfalls aufgezeichnet.

4.2   Protokoll eines Gesprächs mit Tim

(B = Beraterin, T = Tim)
B: Worüber wolltest du reden?
T: Ich will über gar nichts reden. Meine Mutter hat mich hergeschickt.
B: Was hat sie dir gesagt ... hat sie gesagt, warum sie möchte, daß du herkommst?
T: Sie dachte wohl, daß ich über Papa reden sollte.
B: Möchtest du über deinen Papa sprechen?
T: Was gibt's da schon groß zu sagen? Er – hm – kann nichts mehr so wie früher und damit basta.
B: Was hat er denn früher getan?

T: Oh, alles mögliche. Er ist viel ins Ausland gefahren, hat Geschenke mitgebracht und so. Und jetzt kann er gar nichts mehr.

B: Hast du dich über die Mitbringsel gefreut?

T: Natürlich! Aber es war schön, wenn Papa nach Hause kam. Es war immer gut, wenn er wieder da war.

B: Was war so gut daran?

T: Na, er war eben da. Mama ist in Ordnung, das meine ich nicht, aber wenn Papa da war, war es irgendwie anders. Es gab ... wissen Sie, er hatte immer Zeit zu reden und zu lachen und herumzualbern. Wir haben nicht nur dummes Zeug gemacht, es war nur ... nur anders, wenn er zu Hause war.

B: Du warst wahrscheinlich daran gewöhnt, daß er oft nicht da war?

T: Oh, ja, aber er ist ja immer wieder gekommen.

B: Das klingt, als hätte er sich ziemlich viel um dich gekümmert.

T: Na ja, er war jung, ja, er war da. Es war gut, es machte Spaß. Er hat immer gealbert, uns erzählt, was er unterwegs erlebt hat.

B: Und jetzt?

T: Jetzt geht er nirgendwo mehr hin, außer ins Krankenhaus.

B: Also ist er viel zu Hause? Was hältst du davon?

T: Na ja, er kann ja nichts dafür. Es geht ihm nicht gut.

B: Weißt du, was mit ihm los ist?

T: Es heißt MS.

B: Weißt du, was das bedeutet?

T: Hm, nein. Sie können es nicht heilen, sie können es nicht besser machen. Es ist nicht fair.

B: Was ist nicht fair?

T: Na ja, warum mußte es ausgerechnet meinen Vater erwischen? Er war super. Er hat mit mir gespielt. Wir hatten Spaß miteinander – er war so lustig. Jetzt kann er nicht mehr lachen. Und überhaupt, ich will nicht darüber sprechen.

B: Tut es dir weh? Daß er nicht mehr so lustig ist?

T: Natürlich tut es weh, was für eine blöde Frage.

B: Glaubst du, die guten Zeiten sind vorbei?

T: Das sind sie, ja, sie sind vorbei!

B: Das muß dich traurig machen, Tim.

T: Natürlich tut es das. Wen kümmert's? Keiner in – keiner in der Schule schert sich darum oder versteht mich, wer sich dafür interessiert, versteht es nicht, sie wissen einfach nicht, wie das ist. Mama kümmert's natürlich schon, das meine ich nicht. Aber sie ist zu beschäftigt.

B: Womit ist sie denn so beschäftigt?

T: Einfach alles: Das Haus ist sauber, da hilft Papa viel mit. Sie sorgt dafür, daß wir was zum Abendbrot kriegen und so. Sie hat einfach keine Zeit, sie geht doch jetzt arbeiten, sie muß ja gehen. Irgend jemand muß es tun. Papa kann nicht. Er würde, wenn er könnte.

B: Was hast du mit deiner Mama unternommen, bevor sie anfing zu arbeiten?

T: Eigentlich nicht viel, glaube ich. Sehen Sie, wir haben solche Dinge getan wie – ach, ich weiß nicht, was man halt so macht, fernsehen, Zeitung lesen, Radio hören. Wenn ich aus der Schule kam, war sie zu Hause. Sie hat mich immer gefragt, wie es in der Schule war. Ich hab' selten was drauf geantwortet, aber wissen Sie, sie hat eben gefragt. Jetzt ist sie ... jetzt ist sie zu beschäftigt, um zu fragen. Sie muß gleich an die Arbeit, wenn sie nach Hause kommt.

B: Sie scheint keine Zeit mehr für dich zu haben.

T: Oh, Mama hat einfach nicht die Zeit.

B: Hast du mal mit ihr geredet, Tim?

T: Wann sollte ich denn? Sie kommt rein und muß das Essen kochen oder den Tisch decken oder irgendwas anderes machen. Alles, wovon sie reden will, ist ihr neuer Job, wie gut sie dort zurechtkommt, was die ganzen Leute dort gesagt haben. Und alles, worüber Papa reden will, ist, was sie im Krankenhaus gesagt haben. Aber du darfst bloß nicht zu viele Fragen darüber stellen, das regt ihn auf.

B: Also mußt du mit Papa vorsichtig sein, und Mama hat keine Zeit zum Reden.

T: Na ja, sie kann ja nix dafür, wenn sie doch arbeiten muß.

B: Der Job scheint ihr sehr wichtig zu sein. Er macht ihr viel Spaß.

T: Ich weiß, sie redet ja andauernd davon.

B: Manchmal passiert es in Familien, daß die Eltern sich zu wichtig nehmen, Tim, sie sind so sehr von dem eingenommen, was sie tun, daß sie die Kinder glatt vergessen. Sie vergessen zu fragen, was mit – zum Beispiel mit dir und deiner Schwester los ist.

T: Na ja, Mama muß sich ja schon um Papa sorgen.

B: Meinst du, du willst nicht, daß sie sich um dich sorgt?

T: Das ist doch das einzige, worum sie sich sorgen muß.

B: Glaubst du das wirklich, Tim?

T: Ja.

B: Bist du deshalb wütend und verletzt?

T: Oh, ich bin okay. In der Schule komme ich gut zurecht. Na ja, ziemlich gut jedenfalls.

B: Also, was ist in der Schule los?

T: Nichts Schlimmes, ich komme zurecht ... hm ... ja. Ist okay, wirklich.

B: Kommst du mit den anderen Kindern klar?

T: Mit manchen.

B: Was ist mit den Lehrern?

T: Na ja, Lehrer sind eben Lehrer, oder? Sie sind nur – nur da, um dich zu unterrichten, alles andere interessiert sie nicht.

B: Also gibt es nirgendwo jemanden, mit dem du reden kannst, Tim. Mit Papa mußt du vorsichtig sein, die Lehrer machen ihre Arbeit, und das war's. Mit manchen Kindern kommst du gut klar, aber vorhin hast du gesagt, daß sie dich nicht verstehen.

T: Du kannst ihnen doch nicht von einem Papa erzählen, der gar nichts mehr kann, oder?

B: Schämst du dich für deinen Vater?

T: Na ja, die anderen erzählen, wie sie mit ihren Vätern Fußball gespielt haben oder so. Was soll ich denn da sagen? Daß ich ihm beim Putzen geholfen habe oder beim Geschirrspülen? Wirklich toll, oder?

B: Es gibt also nichts mehr zu erzählen, nichts mehr worauf du stolz sein könntest?

T: Was denn? Da *ist* nichts. Damit muß ich mich abfinden.

B: Da gebe ich dir recht. Du wirst jetzt so leben müssen und dich mit vielen Dingen abfinden. Es hat große Veränderungen in deiner Familie gegeben.

T: Ich weiß. Und es wird immer schlimmer.

B: Aber das heißt doch nicht, daß du nicht das Recht hast, darüber zu reden.

T: Und wozu soll das gut sein? Papa geht es davon auch nicht besser.

B: Hat dein Papa irgendwann mal mit dir über seine Gefühle geredet?

T: Wozu wäre das schon gut? Er würde bestimmt, wenn es ihm helfen würde, aber es bringt doch nichts. Es würde nichts ändern. Er würde sich nur noch schlechter fühlen. Warum also das Ganze?

B: Da wäre ich mir nicht so sicher. Natürlich würde es nichts ändern, aber meistens fühlen sich die Leute besser, wenn sie über ihren Schmerz und ihren Kummer gesprochen haben ... und darüber, daß sie sich hilflos fühlen, daß sie merken, sie kommen nicht mehr alleine klar.

T: Aber darum geht es doch, er kommt nicht mehr alleine klar.

B: Und normalerweise löst so etwas Gefühle aus. Wenn man nicht ...

T: [unterbricht] Aber ich kann doch nichts daran ändern.

B: Nein, das kannst du natürlich nicht. Du kannst ja keine Wunder vollbringen.

T: Also, was ... was soll das Ganze? Ich frage Papa, wie es ihm geht, und er sagt „ganz gut" oder „nicht übel" oder „wie immer" oder so was.

B: Er spielt also den starken Mann, genau wie du.

T: Man muß doch stark sein, oder nicht?

B: Es ist schwer, du bist so hart zu dir, Tim. Du tust so stark, dabei geht die Sache dir so an die Nieren.

T: Du mußt stark sein. Was nützt es, wenn du die ganze Zeit heulend durch die Gegend läufst? Außerdem, ich flenne nie.

B: So wie du aussiehst, fängst du aber gleich an.

T: Das stimmt nicht ... *ich* muß nicht heulen.

B: Klingt ganz so, als müßte dein Vater weinen.

T: Das würde er nie. Bei Sue ist das okay, sie ist ein Mädchen.

B: Weint sie denn?

T: Manchmal.

B: Und an wen wendet sie sich?

T: Keine Ahnung.

B: Ist sie schon mal zu dir gekommen?

T: Na ja, ich habe sie schon manchmal weinen sehen.

B: Warum, glaubst du, wollte deine Mutter, daß du herkommst?

T: Ich habe einen blauen Brief gekriegt ... dabei war's gar nicht so schlimm.

B: Was stand denn drin?

T: Das ich nicht richtig mitarbeite und frech zu den Lehrern bin. Das stimmt aber gar nicht.

B: Warum warst du frech?

T: Es waren nur ein oder zwei Lehrer.

B: Was haben sie getan, daß du frech zu ihnen warst?

T: Der eine, der Sportlehrer hat andauernd erzählt, wie wichtig Sport doch ist, und so ... und daß man sich fit halten soll. Na ja, ich hab's ihm gesagt, mehr nicht.

B: Du hast's ihm gesagt. Was hast du ihm denn gesagt?

T: Ich habe gesagt, daß er nicht weiß, wovon er redet.

B: Er weiß nichts von deinem Vater?

T: Keine Ahnung. Das interessiert den doch sowieso nicht. Der Religionslehrerin habe ich auch gesagt, daß sie keine Ahnung hat.

B: Was hat sie denn gesagt, das dich wütend gemacht hat?

T: Sie hat gesagt ... wir haben über die verschiedenen Religionen gesprochen, und darüber, wie manche Religionen immer wieder verfolgt werden, wie die Juden, und ich wollte sagen, daß man nicht Jude, oder so sein muß, um verfolgt zu werden. Sie hat nicht kapiert, was ich gemeint habe. Sie hat gar nicht zugehört.

B: Fühlst du dich, als ob dein Papa und du verfolgt würden?

T: Na ja, so ähnlich ist es doch, oder? Alle sind gegen uns. Na ja, nicht direkt gegen uns, aber sie verstehen uns nicht. Weil wir nicht mehr so sind wie andere Leute. Keine richtige Familie mehr.

B: Tim, du bist wütend und traurig über die Situation, oder? Und trotzdem willst du mit niemandem darüber reden.

T: Mit wem sollte ich denn reden? Wenn du's versuchst, sagen sie, daß du den Mund halten sollst, daß du frech bist oder ...

B: Na ja, deinem Sportlehrer einfach an den Kopf zu schmeißen, er habe keine Ahnung, ohne zu erklären, was du meinst, ist ... normalerweise werden ja Leute, die sich fit halten, nicht krank.

T: Manche Leute schon!

B: Ja, manche. Aber dein Sportlehrer hat doch von der Mehrheit der Leute gesprochen.

T: Er hat gesagt alle Leute. Ich glaube jedenfalls, daß er das gesagt hat ... er ist sowieso ein Blödmann.

B: Also will dir niemand zuhören, aber du bittest auch keinen darum.

T: Wen könnte ich denn schon bitten?

B: Wie wär's mit deiner Mutter?

T: Sie ist zu beschäftigt. Sie hat so viel zu tun ... arbeiten gehen, nach Hause kommen und alles mögliche erledigen, und dann ist da ja auch noch Papa, um den sie sich kümmern muß.

B: Ich glaube, sie wäre sehr wohl bereit, mit dir zu reden, wenn sie wüßte, wie dir das alles zu schaffen macht.

T: Ich verstehe nicht, was Sie mit *das alles* meinen.

B: Na, daß es dir weh tut.

T: Natürlich tut es weh, mein Papa ist ... kaum noch mein Papa. Na ja, er ist es schon, aber er ist eben nicht mehr so wie früher. Er ist anders.

B: Und das macht dich anders?

T: Irgendwie schon. Es verändert die ganze Familie. Ich kenne sonst keinen, der so einen Vater hat.

B: Und das macht dich wütend und traurig, und du gibst anderen die Schuld.

T: Nein, tue ich nicht. Niemand ist schuld daran. Es ist auch nicht meine Schuld.

B: Ich habe nicht gesagt, daß jemand die Schuld daran hat. Aber du wirst wütend auf die Lehrer und bist frech zu ihnen, du schiebst die Schuld auf sie ab.

T: Das ist doch nur, weil sie einfach nix kapieren. Sie hören dir einfach nicht zu.

B: Hast du denn versucht, ihnen klarzumachen, was du meinst?

T: Na ja, ich ... ich habe doch wohl das Recht auf meine eigene Meinung.

B: Das ist klar. Aber du könntest so anfangen, daß du zu einem Lehrer gehst, den du magst, und ihn fragst, ob er mal zehn Minuten für dich Zeit hat.

T: Und was soll ich ihm dann erzählen?

B: Genau das, was du mir jetzt erzählst.

T: Überhaupt, die sind doch immer im Unterricht oder sitzen im Lehrerzimmer oder reden mit anderen Lehrern oder so. Du erwischst sie nie alleine.

B: Es gibt also eine Menge Gründe, warum du dich nicht an sie ...

T: [unterbricht] Ja.

B: Und es muß viele Gründe geben, warum du nicht zu deiner Mutter oder deinem Vater gehen kannst. Mama ist zu beschäftigt. Papa hat im Augenblick schon genug mit sich selbst zu tun.

T: Ja, das haben sie beide. Beide haben zu viel ...

B: Sie würden schon Zeit für dich finden, Tim, wenn du zu ihnen gehen würdest.

T: Wie könnte ich? *Ich* bin doch nicht krank, sondern Papa. Mama braucht sich nicht um mich zu kümmern. Sie braucht sich keine Sorgen um mich zu machen, ich bin nicht krank.

B: Nein, du bist nicht krank, aber du bist ihnen sehr wichtig.

T: Was anderes habe ich nicht behauptet.

B: Aber du benimmst dich, als ob es anders wäre.

T: Es ist nur, daß wir jetzt anders sind. Wir sind anders als alle, die ich kenne. Ich kenne kein Kind, das so einen Papa hat. Früher konnte ich in der Schule erzählen: „Mein Papa ist in New York" oder Hongkong oder so. Jetzt halte ich besser den Mund.

B: Warum hast du Angst, mit deinen Eltern zu reden?

T: Ich habe keine Angst, sie haben nur keine Zeit. Na ja, Mama zumindest, und Papa geht es nicht gut.

B: Und so findest du einen Grund nach dem anderen, nicht mit ihm zu reden?

T: Nur den einen: *Es geht ihm nicht gut!* Und damit basta! Ich muß mich damit abfinden.

B: Was, glaubst du, soll in der nächsten Zeit mit der Schule werden?

T: Ich weiß es nicht.

B: Keine Idee?

T: Ist mir doch egal. Ich könnte auf eine andere Schule gehen.

B: Und wie willst du das anstellen? Indem du weiter frech bist? So daß sie dich rauswerfen?

T: Ist doch Wurscht. Die andere Schule ist sowieso viel besser.

B: Hast du mit deinen Eltern darüber gesprochen?
T: Nein.
B: Also legst du es darauf an, rausgeschmissen zu werden?
T: Die andere Schule liegt auch viel näher.
B: Du bist ziemlich nervös, Tim.
T: Bin ich nicht.
B: Schau nur mal deine Hände an.
T: Ich muß ... können wir jetzt Schluß machen?
B: Mußt du gehen?
T: Ich hab' gesagt, ich bin um drei zu Hause.
B: Was wirst du jetzt tun? Wirst du deine Mutter fragen, ob du irgendwann mal mit ihr reden kannst?
T: Ich muß doch wohl mit meiner eigenen Mutter keinen Termin ausmachen.
B: Na, dann ist's ja gut.
T: Wenn sie mit mir reden will, soll sie kommen.
B: Du traust dich also nicht, sie anzusprechen, willst du das damit sagen?
T: Na, wenn ich sie frage, und sie sagt, sie hat keine Zeit, was dann?
B: Dann fragst du sie, wann sie Zeit hat.
T: Wie soll sie denn vorher wissen, wann sie beschäftigt oder zu müde ist? Sie weiß doch heute nicht, ob sie morgen vielleicht zu müde ist. Keiner kann das wissen.
B: Sag' ihr, daß es wichtig ist.
T: Ich werde bestimmt keinen Termin mit ihr machen. Sie ist doch kein Doktor oder so – kein Zahnarzt.
B: Nun, Tim , ich denke es wäre okay, wenn du jetzt gehst, Tim, wenn du nicht mehr weiterreden möchtest.
T: Ich kann noch bleiben, wenn Sie wollen. Aber um drei soll ich daheim sein. Muß ich wiederkommen?
B: Ich glaube, das machst du am besten mit deiner Mutter aus.
T: Warum mit ihr?
B: Na ja, ihr habt das hier miteinander ausgemacht.
T: Das stimmt nicht. Sie hat das mit Ihnen ausgemacht.
B: Sie hat mich gefragt, ob ich mich mal mit dir unterhalten würde, und ich habe zugestimmt.
T: Sag' ich doch. Also, muß ich wiederkommen?
B: Was meinst du?
T: Gut, dann komme ich nächste Woche wieder.
B: Es würde mich sehr freuen, Tim. Selbe Zeit?
T: Ja. Ich gehe jetzt.
B: Okay. Halt' die Ohren steif.
T: Tschüs.

4.2.1 Besprechung

Der ursprüngliche Eindruck, den Peter hatte, nachdem er in Tims Rolle geschlüpft war, betraf die Intensität von dessen Wut und Schmerz. „Eine Zeit lang war es eher Sentimentalität, aber ... aber im Verlauf des Gesprächs wurde das anders, und ich empfand tiefe, echte Trauer." „Nachher kam es mir vor, als ob ich ... wirklich etwas verloren hätte." Die Beraterin erzählte dann, wie sie sich in ihrer Rolle gefühlt hatte. „Ich wollte ihn noch nicht bedrängen. Man kann nicht gleich in der ersten Sitzung in die Tiefe gehen, schon gar nicht, wenn der Klient nicht freiwillig gekommen ist." „Ich wollte dich spüren lassen, daß es okay ist, wenn du traurig bist, und daß du ein Recht darauf hast, wütend zu sein." In der folgenden Diskussion ging es darum, ob es gelungen war, Tim das zu zeigen; es ist sinnvoll, dazu das Protokoll heranzuziehen, um nachzulesen, wie die Beraterin Tim gestattete, wütend und verletzt zu sein. Tim sagte über die Krankheit seines Vaters: "Es ist unfair." Die Beraterin fragte zurück, was daran unfair sei, und Tim antwortete ziemlich emotional. Die Beraterin ging auf den Schmerz ein, der in seiner Stimme mitschwang, und fragte: "Tut es weh? Daß er nicht mehr so lustig ist?" Tim reagierte wütend – offenbar auf die 'dumme Frage' der Beraterin – und als diese Bezug auf den verletzten Unterton in seiner Stimme nahm, begann Tim, über seine Wut und seine Trauer zu sprechen.

Tim spürte, daß er seine Wut herauslassen durfte und – obwohl er glaubte, daß 'ein großer Junge nicht weint' – standen ihm die Tränen in den Augen. Er hatte aber nicht bewußt wahrgenommen, daß die Beraterin versuchte, ihm mitzuteilen, daß es okay war, traurig zu sein, und daß er das Recht hatte, Wut zu empfinden. Indem die Beraterin erkannte, welche Gefühle sich hinter Tims Bemerkungen verbargen, und sie ihm seine Aussagen vor Augen führte, hatte sie ihm offensichtlich ermöglicht, über Dinge zu reden, über die er weder in der Schule noch zu Hause sprechen konnte oder wollte.

Als wir über Tims Frage nach einer weiteren Sitzung sprachen, unterstrich Peter, daß Tim die Beraterin als verläßliche Gesprächspartnerin empfunden hatte, der er seine Gefühle enthüllen konnte. Seine eigentlichen Worte waren: "Muß ich wiederkommen?", was nicht gerade nach dem klang, was Peter 'Tims Bedürfnis, wiederkommen zu dürfen' nannte, aber Gill beschrieb die Körperhaltung, die Tim in diesem Augenblick einnahm. Die Körpersprache sagte ganz deutlich, daß es für Tim außerordentlich wichtig war, wiederkommen zu dürfen.

„Du hast dich nicht gerührt, bis sie sagte, daß es in Ordnung sei. Du hast dagesessen wie festgefroren. Du hast dir mit den Händen über die Schienbeine gestrichen. (Tim hatte auf dem Boden gesessen.) Und dann hast du sie wieder auf deine Knie gelegt. Du hast wirklich dagesessen wie gelähmt, bis du endlich den Hinweis bekamst, dieses 'Ja', weißt du, daß du wiederkommen könntest, wenn du wolltest. Dann hast du mit den Handflächen neben dir auf den Boden geschlagen und warst offensichtlich aufbruchsbereit – nein, ohne diese Erlaubnis wärst du nicht gegangen."

Tatsächlich hatte Tim, während er Kommentare abgab wie „Können wir jetzt Schluß machen?" und „Ich hab gesagt, ich bin um drei zu Hause", mit um die

Beine geschlungenen Armen dagesessen und keine Anstalten gemacht, sich von der Stelle zu rühren oder auch nur andeutungsweise aufzustehen. Dieses Signal strafte seinen scheinbaren Wunsch, das Gespräch zu beenden, und seine äußerliche Gleichgültigkeit in Bezug auf ein weiteres Treffen Lügen.

Gill kommentierte die durch Bens Krankheit verursachte Veränderung des Bildes, das Tim von seinem Vater hatte.

„Vor der Krankheit kamst du aus einer Familie, die anders war, weil dein Papa nach New York und wer-weiß-wohin fuhr, Geschenke mitbrachte und tolle Geschichten zu erzählen hatte, wenn er zurückkam. *Jetzt* bist du anders, du hast also nicht nur einen 08/15-Vater verloren." Peter bestätigte das, formulierte es aber ein wenig um. „Du hast gesagt, wir hätten uns von 'anders' zu 'anders' verändert, ich denke, es ist eher von 'besonders' zu 'anders'."

Ben fühlte sich um die Rolle des Ehemannes und Vaters betrogen. Wir fanden sehr interessant, wie sehr Tim darunter litt, daß sein Vater das typische Männerbild nicht mehr erfüllte. Die Beraterin hörte aus Tims Worten heraus, daß er dachte, sein einst so interessanter Vater sei nun ziemlich nutzlos. Sie hob hervor, was der Sportlehrer offenbar zu Tim gesagt hatte. „Er sagte dir, daß Männer *gesund* sind, daß alle *Männer* gesund sind, und erinnerte dich damit wieder einmal daran, daß du anders bist, daß dein Vater anders ist."

Wir merkten, daß Tims Verwirrung hauptsächlich von zwei Faktoren ausgelöst wurde: zum einen von diesen Auseinandersetzungen mit seinen Lehrern, die ihm offenbar vermittelten, daß aus einem gut trainierten Jungen ein gesunder Mann wird, und daß Menschen nur aus Religionsgründen verfolgt werden, und zum anderen von dem Gefühl, daß er niemandem die Schuld an der Krankheit seines Vaters zuschieben konnte, daß eigentlich niemand dafür verantwortlich war. Er redete sich ein, daß keine Zeit sei, über seine Bedürfnisse zu sprechen, und daß niemand seine Gefühle verstehen könne, was noch dadurch verstärkt wurde, daß er sie selbst nicht begriff. Tim schien verzweifelt nach jemandem zu suchen, den er für die Krankheit seines Vaters und sein eigenes Elend verantwortlich hätte machen können, konnte aber eine solche Person nicht finden und hatte somit auch niemanden, an dem er seine Wut hätte auslassen können. Er sagte: "Du kannst doch nicht auf jemanden böse sein, der gar nichts dafür kann."

Das könnte auch als Versuch angesehen werden, sich selbst zu verteidigen. Sein schlechtes Zeugnis, die Klagen über seine Frechheit, die scheinbare Ablehnung durch seine Eltern, all das könnte von einem Neunjährigen sehr wohl als Wut gedeutet werden, die sich gegen ihn richtet. Er konnte gar nicht anders, als verstört und unglücklich über das zu sein, was ihm widerfährt; er mußte um sich schlagen. Vielleicht war es eine Bitte an die anderen, nicht böse auf ihn zu sein, wenn er sagte:" Du kannst doch nicht auf jemanden böse sein, der gar nichts dafür kann."

Tim schien eine ziemlich klare Vorstellung zu haben, was von einem Mann oder einer Frau, einem Jungen oder einem Mädchen erwartet wird. Das Versagen dieser Stereotypen hatten die Weltanschauung von Tim, dessen Vater nun den Haushalt erledigt, nicht mehr arbeiten geht und nicht mehr stark und kräftig ist, zutiefst erschüttert. Er konnte die Gefühle, die das in ihm verursachte, nicht artikulieren. Er glaubte, mit seinem Vater nicht darüber sprechen zu dürfen, und daß seine

Mutter zu beschäftigt sei. Seine Lehrer verstanden ihn auch nicht. Er dürfte eigentlich nicht wütend sein – trotzdem ist er es.

Er dürfte eigentlich nicht weinen – 'Du mußt stark sein', 'Mädchen können ruhig heulen' – trotzdem ist ihm danach zumute. Wie wichtig dieses Gespräch für Tim war, bei dem er endlich einige seiner Gefühle herauslassen, seine Wut, seinen Schmerz und seine Verstörtheit artikulieren konnte, zeigte uns seine Entschlossenheit wiederzukommen.

4.3 Protokoll eines Gesprächs mit Jean

(B = Beraterin, J = Jean)
B: Hallo Jean.
J: Ich konnte mich für eine halbe Stunde freimachen, das ist doch was, oder?
B: Sie waren ziemlich beschäftigt.
J: Ich leiste mehr, wenn ich unter Druck stehe, das war schon immer so. Tim schien okay zu sein, gewesen zu sein, als er heimkam. Er hat gesagt, Sie möchten, daß er wiederkommt. Ist das okay für Sie? Ich habe Sie da in eine blöde Lage gebracht.
B: Jean, ich habe ihm gesagt, daß ich mich freuen würde, wenn er wiederkäme. Ich habe nicht gesagt, daß er wiederkommen muß, das würde ich nie tun.
J: Er schien es aber wirklich zu wollen.
B: Gut.
J: Sind Sie wirklich sicher, daß es okay ist?
B: Für mich schon, aber es ist wirklich wichtig, daß er es selbst will.
J: Das ist gut. Es fällt mir ein Stein vom Herzen, wenn ich weiß, daß er jemanden hat, mit dem er reden kann. Er ist Ben eigentlich ziemlich ähnlich. Er war schon immer sehr ... sehr ... hm, still. Es gab wohl auch nie viel zu besprechen, wissen Sie, Schulangelegenheiten, als er in die Fußballmannschaft kam und so weiter. Er ist ein ziemlich ... wissen Sie, verschlossener Typ. Wie es sein Vater immer gewesen ist.
B: Worüber möchten Sie reden? Wie wollen wir heute die Zeit nutzen?
J: Ich glaube, um ... um sicherzugehen, daß ich das Richtige tue. Wissen Sie, ich meine, als Ben krank wurde, da gab es so viele Sachen, die erledigt werden mußten. Es war ein Haufen praktischer Angelegenheiten, die durchgegangen werden mußten. Es war klar, daß er seinen Job nicht behalten konnte und all die finanziellen Dinge mußten geklärt werden. Der Haushalt wollte gemacht sein und so weiter und so weiter und ... na ja, jetzt scheint es mir manchmal, daß alles wunderbar läuft, tja, und was tue ich als nächstes? Ich weiß es nicht. Wir ... reden irgendwie nicht oft darüber, ich ...
B: Wer ist 'wir', Jean?
J: Na ja, Ben und ... wir reden eigentlich nicht viel darüber, ich ...
B: Worüber reden Sie und Ben?
J: Ach, ich weiß nicht, ich ... ich meine, es scheint, das ganze Leben dreht sich um die Klinik, und, wissen Sie, manchmal scheint es, daß er lieber über ande-

31

re spricht als über sich. Ich kann das verstehen. Was sollte er auch sagen?

B: Empfinden Sie etwas dabei? Dabei, daß sich das ganze Leben um die Klinik dreht?

J: Na ja, irgendwas braucht er doch, oder nicht? Und ich bin froh, daß er sich wenigstens dafür interessiert. Es ist ... manchmal ein bißchen frustrierend, die Leute, für die er sich interessiert, aber ... wissen Sie, es ist wenigstens ein Interesse.

B: Und hört Ben Ihnen zu, wenn Sie etwas erzählen?

J: Oh. Ich ... ich rede über meinen Job und so. Ich hatte ein Riesenglück und es macht mir mehr Spaß, als ich erwartet hatte.

B: Zeigt Ben Interesse an Ihnen und was Sie tun?

J: Na ja, ich muß schon behutsam mit ihm umgehen. Eigentlich lobe ich den Job über den grünen Klee, damit er sich nicht so schlecht vorkommt, wissen Sie. Er hat sich am Anfang große Sorgen gemacht, ob ich auch noch mit den Kindern und den Hausarbeiten fertigwerde, die er nicht erledigen konnte. Ich versuche, ihn zu beruhigen, indem ich von meinem Job schwärme und manchmal denke ich, oh, ich bin immer diejenige, die von den interessanten Dingen erzählt, wie in die Stadt gehen und alles, und das kann er nicht mehr tun, und manchmal frage ich mich, was ich eigentlich erzählen soll, was für ihn am besten wäre.

B: Sie glauben, wenn Sie zu begeistert sind über das, was Sie tun ...

J: Oh, damit reibe ich es ihm jedesmal wieder unter die Nase, nicht wahr?

B: Meinen Sie?

J: Ja, so ist es wirklich.

B: Haben Sie ihn mal gefragt, ob er das so empfindet?

J: Na ja, wissen Sie, ganz am Anfang, da hat er mal geweint, und das war ihm so peinlich, daß ... ich versucht habe zu vermeiden, daß es noch mal vorkommt; weil ... es schien, daß für ihn die Tatsache, daß er geweint hatte, viel schlimmer war als die Ursachen.

B: Fand er das schlimmer oder fanden Sie es schlimmer?

J: Na ja, einer muß doch stark bleiben, oder nicht? Ich glaube, jetzt käme ich damit zurecht, ich könnte es ertragen und darüber reden, aber jetzt ist es zu spät.

B: Woher wissen Sie das?

J: Na ja ... hm, wissen Sie, wenn die Kinder schlafen, und wir im Bett liegen und reden ... ich glaube, das wäre der richtige Zeitpunkt, um darüber zu sprechen, wie er sich fühlt, aber dann scheint er soviel Bestätigung zu brauchen, daß alles andere unwichtig wird, wissen Sie, irgendwie wurde ihm so viel ... genommen, daß er soviel Bestätigung braucht, daß ich ... es mir wirklich egal ist; einander einfach nah zu sein, ist genug. Und ich glaube, es ist wirklich wichtig, daß er das weiß, und irgendwie reden wir eher darüber.

B: Haben Sie ihm mal gesagt, daß er Ihnen fehlt, daß es Ihnen fehlt, mit ihm zu reden?

J: Aber wir reden ja miteinander. Wir reden über die wichtigen Dinge.

B: Gefühle?

J: Na ja, wissen Sie, ich merke, wenn ihn etwas bedrückt. Ich versuche, ihn zu bestätigen und ich glaube, das gelingt mir meistens ganz gut. Ich meine damit nicht, daß ich ihm etwas vormache. Ich meine nicht, daß ich ihm etwas vorlüge – dafür kennt er mich viel zu gut – aber es ist ... ach, Sie wissen schon, die kleinen Dinge, die Frauen eben so tun ... ziemlich riskant auf einem solchen Gebiet, und ich tue nicht mehr als ich tun würde, wenn ich müde oder nicht in Stimmung bin. Das gehört doch dazu, wenn man jemanden liebt, oder nicht?

B: Aber Sex ist nicht mehr befriedigend ... oder wenigstens nicht so gut wie vorher?

J: Na ja, es klappt einfach nicht richtig, nicht so wie früher ... Ben wird ... schnell müde oder schafft es einfach nicht. Aber, wissen Sie, er denkt dann immer, mir würde etwas fehlen und ich muß ihm klarmachen, daß das nicht stimmt. Ich weiß, daß er sich deswegen ziemlich mies fühlt und möchte ihn eben beruhigen.

B: Sie vermissen also Ihr altes Sexualleben.

J: Oh, ja, schon, er hat mir das alles beigebracht. Ich meine, ich habe viel von ihm gelernt. Er hat mich immer geärgert, hat gesagt, daß ihn seine Reisen zum Meister gemacht haben – das war so ein Spaß zwischen uns beiden; wir haben viele Witze darüber gemacht. Und ... wissen Sie ... natürlich fehlt uns das ... das ist nur eins der vielen Dinge, die man akzeptieren muß.

B: Wie fühlen Sie sich dabei?

J: Na ja, ich vermisse es.

B: Das ist alles?

J: Ja, natürlich ... wir haben einen Weg gefunden.

B: Worüber sind Sie noch traurig, Jean?

J: Ach, Ben tut mir so leid ... wenn ich sehe, wie er sich abmüht ... oh, manchmal muß ich mir richtig auf die Zunge beißen, wenn ich sehe, wie er sich beim Bügeln anstellt. Oft mache ich alles noch einmal von vorne, wenn er in der Klinik ist. Das macht mir irgendwie am meisten zu schaffen. Ich fühle, daß ich wütend auf ihn werde. Und das ist einfach nicht fair, denn er gibt sich wirklich Mühe, na ja, wissen Sie, meistens halte ich einfach den Mund. Aber wenn nicht – ich könnte mir wirklich manchmal in den Hintern beißen, wenn ich ihn anmotze ... es passiert nicht oft, aber manchmal rutscht mir einfach was raus, wissen Sie ...

B: Ich kann gut verstehen, daß Sie über die Veränderungen in Ihrem Leben wütend sind, darüber, daß Ben jetzt so anders ist.

J: Na ja, du denkst eben nie, daß dir mal selbst so etwas passiert. Wir haben kirchlich geheiratet und gesagt: 'In guten wie in schlechten Zeiten' und 'bis daß der Tod uns scheidet' und man meint das wirklich ernst, wenn man es sagt. Aber man denkt halt nicht, daß es tatsächlich so kommt. Wenn es dann doch passiert, wirft dich das ganz schön aus der Bahn, wissen Sie, die ganze Familie ist davon betroffen, so vieles ... na ja, wissen Sie, man hat so viele Pläne für die Zukunft, Vorstellungen, wie die Kinder groß werden und all die Dinge, die du tun möchtest, wissen Sie. Wir waren noch ziemlich jung, als Tim und Susie geboren wurden, Ben hatte einen tollen Job und wir hatten ein

33

bißchen was gespart ... wir hätten noch reisen können. Ben wollte mir all die Orte zeigen, die er gesehen hatte.

B: Sie fühlen sich also um die Dinge betrogen, die sie gemeinsam hätten erleben können.

J: Ja, das trifft es ziemlich genau.

B: Was ist mit Ihren Gefühlen?

J: Na ja, eigentlich glaube ich nicht, daß er wirklich *stirbt*, aber ich weiß, daß es passieren kann. Aber, ich meine, er könnte sterben, das haben sie uns in der Klinik erklärt; sie waren wirklich toll. Ich weiß nicht, wieviel sie Ben gesagt haben ... da war immer seine Versicherungsmappe, bei all den Reiseunterlagen. Er hat sie aus dem Aktenschrank genommen und in die oberste Schreibtischschublade gelegt. Ich meine, ich bin mir nicht hundertprozentig sicher, wo sie war. Ich konnte nicht mit ihm darüber sprechen.

B: Sie sind so stark und kommen so gut zurecht, Jean, und jetzt sagen Sie, Ihre Gefühle stören Sie? Genau das habe ich bei Tim auch empfunden, daß Sie gegen alle Widrigkeiten des Lebens gefeit sind.

J: Na ja, es ist ... ich versuche zu reden, mit Tim zu reden, ihn zu bestätigen.

B: Warum, glauben Sie, müssen Sie ihn bestätigen?

J: Vielleicht könnte Ben mit Tim reden.

B: Hat Ben Sie je nach Ihren Gefühlen gefragt?

J: Ich glaube ... er hat schon genug am Hals. Er muß sich auf uns verlassen können, darauf, daß wir es irgendwie schaffen.

B: Jean, merken Sie, wie Sie sich an Ihrer Tasse festklammern? Sie wirken beunruhigt, versuchen, alles zusammenzuhalten.

J: Na ja, wissen Sie, im Augenblick ... ich kann nicht anders, als alles zusammenhalten. Ich will nicht, daß er glaubt, ich nehme ihm alle seine Verantwortungen ab; es ist wichtig, daß er merkt, daß er immer noch der Herr im Hause ist und so, aber ich halte einfach alles zusammen ... sorge dafür, daß er sich weiter wichtig fühlt. Ich meine, er ist wichtig ... er hält sich für wichtig, wissen Sie, es sind nur die kleinen, praktischen Details, mit denen er nicht ... nicht fertigwird, und du kannst nicht immer der Organisator der Familie sein.

B: Diese Veränderungen, all das, was er nicht mehr tun kann, müssen Gefühle in Ihnen auslösen.

J: Es ist furchtbar, ihm zuzusehen. Wissen Sie, manchmal, wenn ich an ihn denke ... in meiner Erinnerung ist er ganz der alte ... und wenn er dann reinkommt, fällt mir alles wieder ein. Ich habe eine ganz bestimmte Vorstellung, wie er durch die Tür kommt und wenn ich ihn dann sehe, ist es wie ein kleiner Schock. Alle Leute sagen mir, wieviel besser es ihm schon geht ... wie gut er aussieht und wie gut er zurechtkommt. Ich kann gar nicht nachvollziehen, wovon sie reden, wissen Sie, weil ich dieses Bild von ihm habe ...

B: So wie er früher war?

J: So wie er früher war. Und sein Auto hält vor dem Haus an – wissen Sie, es kam mir immer vor, als würde er nicht einmal die Autotür aufmachen. (lacht) Das geht ja gar nicht, aber so schien es mir. Und dann fliegt er die Treppe hoch. Ich meine ... und ... ich meine, na ja, er nahm irgendwie das ganze Haus im Sturm, alles ist in strahlendes Licht gebadet. Und wenn ich ihn an der Tür höre, dann ist es das, was ich erwarte, und ich ... ich ...

B: Die Freude ist wieder da.

J: ... und dann höre ich, wie er herumfummelt und ... und ... ich glaube, daran werde ich mich nie ... nie gewöhnen können.

B: Jean, Sie können sich auch nicht daran gewöhnen, wenn Sie nicht akzeptieren, daß die neue Situation, das, was war und das, was ist, Emotionen in Ihnen weckt. Wissen Sie, die größte Belastung ist es für Sie, alles zusammenhalten zu wollen.

J: Aber ich werde die Dinge nicht zusammenhalten können, wenn ich zu Hause sitze und Rotz und Wasser heule!

B: Wieder dieses Weinen. Das wird Ihnen noch oft begegnen. Ein Mensch hat sich ganz dramatisch verändert. Sie müssen das akzeptieren, um damit leben zu können.

J: Ich glaube nicht, daß sich dadurch etwas ändert.

B: Wir reden nicht von dem, was mit Ben passiert ist, wir sprechen von Ihnen.

J: Na ja, ich muß ... muß mich zusammenreißen, damit ich ihm helfen kann. Ich weiß, das klingt, als finde ich mich unersetzlich, ich weiß, aber wer soll die Familie sonst zusammenhalten? Niemand weiß, was Ben wirklich fühlt. In der Klinik haben sie dieses hehre Bild von ihm. Sie sagen immer, wie wunderbar er ist, wie gut er es aufgenommen hat und wie gut er zu den anderen Patienten ist. Sie wissen nicht, was es wirklich für ihn bedeutet. Ich muß für ihn da sein. Wenn ich mich ändere, hat er gar nichts mehr. Alles, was er hat, bin ich. Und wenn ich ihn nicht verstehe, wird ihn keiner verstehen.

B: Jean, ich möchte Ihnen etwas über Tim erzählen. Er leidet wirklich sehr darunter; er ist sehr verletzt und Sie können ihm am besten helfen, indem Sie ihm zeigen, was Sie fühlen. Dann kann er verstehen, was mit ihm selbst los ist. Aber er hält auch ganz für sich alleine alles zusammen. Wie Sie es für den Rest der Familie tun. Und es ist wirklich wichtig für Tim, seine Gefühle in der Familie besprechen zu können.

J: Natürlich. ... Das mit Tim tut mir leid. Ich werde tun, was Sie sagen, ihn reden lassen.

B: Glauben Sie, daß *Ihnen* das auch etwas bringt?

J: Ich bin froh, daß er Ihnen das gesagt hat, oder daß Sie es aus ihm herausgekriegt haben. Ich weiß, daß ich ihn ein bißchen vernachlässigt habe. Sie als Außenstehende können erkennen, wo ich Fehler mache. Ich bin froh, daß Sie das gemerkt und mir gesagt haben.

B: Jean, ich habe nicht gesagt, daß Sie etwas falsch gemacht haben.

J: Na ja, nein ... Sie haben es nicht direkt gesagt.

B: Das habe ich wirklich nicht gesagt. Ich habe Sie gefragt, was Sie tun können, damit Sie beide miteinander reden können, über die Gefühle, die die Situation bei Ihnen auslöst.

J: Ich kann ... ich kann ihm helfen, ich kann ihn ansprechen, wissen Sie ... ich werde versuchen, einen Weg zu finden ... ich werde versuchen, mit ihm darüber zu reden. Aber ich muß den richtigen Moment abwarten. Ich meine, Ben

35

könnte das für Tim tun. Das wäre gut, es wäre ... es würde auch Ben gut tun. ...
Aber ich werde nicht kaputtgehen.
B: Natürlich nicht!
J: Niemals, das darf nicht passieren.
B: Natürlich nicht. *Niemals.*

4.3.1 Besprechung

Gegen Ende der Sitzung ist Gill teilweise aus Jeans Rolle ausgestiegen. Sie spürte, daß Jean ihren Schutzschild nicht fallenlassen und ihre wahren Gefühle einer Person, gegen die sie einen gewissen Groll hegte, nicht offenbaren würde. Die Beraterin war sich der Gefühle Jeans bewußt, und in der folgenden Besprechung sagte Gill mit Bezug auf Tim: „...er hat jemanden gefunden, mit dem er reden kann, aber ich nicht – ich nicht. Ich wußte, ich wollte dich nicht an mich heranlassen, ich meine, das war der Kampf ... die ganze Zeit über."

Peter fühlte ganz stark, daß Jean die Macht genoß, die sie in der Hand hielt, und daß Ben die Erwartungen, die sie vor der Krankheit an ihn gestellt hatte, nicht mehr würde erfüllen können.

„Dieser wunderbare Mann, umhüllt von einem gleißenden Licht; diese romantische Vorstellung, wie Ben und du Hand in Hand dem Sonnenuntergang entgegengehen." Das Bild, das Jean von der Familie entwarf, bestand aus ihr selbst als 'Big Boss', Tim als 'neuer Mann im Hause' und Susan als 'mein Baby' (soweit Peters Kommentare). Gill – in der Rolle von Jean – ergänzte: „Susie ist *mein* Baby." Die Beraterin stimmte zu und ergänzte: „Ich denke, Ben ist jetzt das dritte Kind. Du bemutterst ihn und beruhigst ihn immer wieder." Das führte, wie Gill erklärte, offensichtlich dazu, „... daß ich Ben noch wirkungsvoller kastriere als wenn ich mich über seine Impotenz beschwert hätte." Das Gespräch mit Jean bestätigte uns Bens Gefühle und Tims Dilemma. Was aber hatte Jean gewollt? Hatte sie es bekommen?
(P = Peter, G = Gill, B = Beraterin)
P: Ich frage mich, warum sie gekommen ist.
G: Überprüfung ... nehme ich an.
B: Na ja, ich habe sie doch gefragt. Sie sagte: „Um sicherzugehen, daß ich das Richtige tue."
P: Für Tim? Oder für alle?
G: Na ja, für alle.
B: Ich glaube, für alle. Ja. Und dann hat sie prompt angefangen, so zu tun, als hätte ich ihr vorgeworfen, daß sie Tim vernachlässigt und Fehler gemacht hat.
Diese Selbstsuggestion von Jean ist interessant, sie redete sich ein, die Ausführungen der Beraterin, Tim scheine – gerade so wie Jean selbst – zu glauben, er müsse alles zusammenhalten, sei eine Kritik und der Vorschlag, sie solle Tim zeigen, wie sie sich fühle, um damit beiden zu helfen, sei eine Strafe. Warum sollte Jean kritisiert werden wollen?

Wir merkten, daß es für Jean eine gewisse Genugtuung war zu sehen, was mit ihrer Familie geschah. In der Besprechung sagte Gill: „Ich glaube, ich war eigentlich schon immer davon überzeugt, daß die Frauen die Welt regieren, aber es war schön, das in meiner eigenen Familie bestätigt zu sehen." Also genoß Jean, die – so die Beraterin – „ganz Herr der Lage war", ihre Überlegenheit in einer Situation, in der ihre Stärke und Ausdauer einfach bewundert werden mußten. Sie hatte es geschafft: ihre Familie war nach außen hin erfolgreich, hatte die furchtbare Katastrophe überlebt, und so konnte Jean sich als die Heldin des Dramas fühlen.

Wir wollen damit nicht sagen, daß Jean diese Gefühle bewußt gewesen wären oder daß sie die Enttäuschung, den Streß und die Ängste, die sie vor der Beraterin artikulierte, nicht wirklich empfunden hätte. Aber sie hatte durch Bens Krankheit endlich die Gelegenheit erhalten, ihre Führungsqualitäten unter Beweis zu stellen.

Weil Tim der Beraterin mitgeteilt hatte, daß er 'sehr darunter litt und sehr verletzt war', geriet das Bild ins Wanken, das Jean von sich entworfen hatte, nämlich daß sie alles im Griff habe und ihr Bestes für die Familie tue. Da die Beraterin sie hiermit konfrontiert hatte, mußte sie diese als ungerechterweise kritisch ansehen. Deshalb versuchte sie, die Beraterin ins Unrecht zu setzen.

„Ich wollte, daß du dich schlecht fühlst, weil du mich kritisiert hast. Wie konntest du nur so fies sein und dir ausgerechnet diese winzige Kleinigkeit herauspikken, die ich falsch machte?"

Wir hatten alle gemerkt, wie sehr Jean ihren Schutzschild brauchte. Für eine Beraterin würde es eine langwierige Aufgabe – fast eine Lebensaufgabe – werden, an sie heranzukommen. Sie war eigentlich nur gekommen, um sich bestätigen zu lassen, daß sie alles richtig machte, und nicht, weil sie Veränderungen ernsthaft in Betracht zog.

Was wäre also in einem solchen Fall die Aufgabe der Beraterin?

Erinnern wir uns an die Definition der klientenzentrierten Gesprächsführung. Gesprächstherapie, bei dem davon ausgegangen wird, daß nur der Klient seine Probleme definieren und – mit der Hilfe einer Beraterin – die entsprechenden Lösungswege finden kann. Falls die Probleme unlösbar sind, soll ihm dazu verholfen werden, dennoch ein akzeptables Leben führen zu können. Deswegen sollte unsere Erkenntnis, daß Jean die Führung in ihrer Familie an sich gerissen hatte, nicht zu einem starren Plan führen, wie die Beratung abzulaufen habe.

Sollte sich Jean an eine Beraterin wenden (und sie machte am Ende der Sitzung deutlich, daß sie das nicht tun würde), läge es ganz bei ihr, den Verlauf der Beratung zu bestimmen. Die Rolle der Beraterin wäre es, ihr dabei zu helfen, sich ihrer Worte und der dahinter steckenden Gefühle bewußt zu werden. Wäre es Jeans Wunsch, von ihr wahrgenommene Probleme aufzuarbeiten, würde die Beraterin ihr dabei helfen.

Was die Beratung von Ben, Tim und Susan betrifft, glaubte die Beraterin, daß wahrscheinlich Tim derjenige wäre, der die Familie zu der Erkenntnis bewegen könnte, daß sie Hilfe braucht. Sein auffälliges Verhalten in der Schule und sein schlechtes Zeugnis wiesen deutlich darauf hin, daß in der Familie Probleme existierten, die ohne fremde Hilfe nicht lösbar wären.

Peter und Gill wiesen darauf hin, daß Ben ebenfalls versucht habe, Hilfe zu bekommen, indem er mit seiner Sozialarbeiterin über einen Patienten gesprochen hatte, mit dem er sich gewissermaßen identifizierte.

Eines ist jedenfalls offensichtlich: alle Familienmitglieder, Susan (die Jean besitzergreifend als 'ihr Problem' anzusehen schien) nicht ausgenommen, brauchen Hilfe, sowohl als Individuen, wie auch als auch als Familie. Nur dann könnten sie die beachtlichen Schwierigkeiten, die Bens Behinderung verursacht hatte, in ihre Lebensgestaltung integrieren. Es ist eine traurige Tatsache, daß nur sehr wenige Leute mit den nötigen Beratungsfähigkeiten und Erfahrungen im Bereich der Behinderung für solche Familien zur Verfügung stehen. Oder ist es vielmehr so, daß nur wenige Leute, die Erfahrungen mit Krankheit und Behinderung haben, es wagen, ihre Beratungsfähigkeiten anzuerkennen, zu erweitern und anzuwenden – und umgekehrt?

5 Selbstverstehen

Wir gehen davon aus, daß ein gewisses Maß an Selbstverstehen Voraussetzung für das Erlernen von Gesprächsführung ist. Unsere emotionalen Reaktionen beeinflussen unsere Wahrnehmung der Welt, die Art, wie wir auf andere Menschen zugehen und unsere Fähigkeit, zwischenmenschliche Beziehungen aufzubauen und Entscheidungen zu fällen. Manchmal jedoch wirken sie sich eher verwirrend aus. Diese Gefühlsreaktionen werden von vielen Faktoren, einschließlich frühkindlichen Erfahrungen von Erfolg oder Versagen, Anerkennung oder Ablehnung, bestimmt. Die Erwartungen und Forderungen derjenigen, die unsere Kindheit begleiten, das heißt frühe Erfahrungen, aus denen wir unsere Reaktions- und Verhaltensmuster erlernen, und spätere Erfahrungen, die diese Strategien bestätigten oder zu ihrer Modifizierung führten, sie alle beeinflussen das, was wir eigentlich als rationale und nicht als emotionale Reaktion betrachten.

5.1 Transaktionsanalyse (TA)

Ein Modell der Dynamik in Beziehungen, bekannt als Transaktionsanalyse, geht von mehreren Ich-Zuständen innerhalb der Persönlichkeitsstruktur eines erwachsenen Menschen aus. Diese Ich-Zustände entstehen im Verlauf der Persönlichkeitsentwicklung, und ein Erwachsener kann einen davon oder alle drei aktivieren. Der erste dieser Ich-Zustände, der bei jedem Menschen vorkommt, ist der ursprüngliche Zustand des Freien Kindes. Die Emotionen eines Neugeborenen sind reiner und unmittelbarer Natur. Es fühlt und reagiert direkt und unverfälscht. Es wird in verschiedenen Situationen Schmerz, Wut, Freude, Befriedigung und so weiter empfinden und ausdrücken.

Allerdings bleibt ein Kind nicht lange in diesem Zustand totalen Ichbewußtseins. Es wird auf irgendeine Weise von seinen Eltern und seiner unmittelbaren Umgebung, beeinflußt werden.

Der Fürsorgliche Elternteil akzeptiert das Kind bedingungslos, unterstützt und beschützt es. Trotzdem wird er das Kind beeinflussen. Die Beziehung zwischen Kind und Erwachsenem ist interaktiv. Der Fürsorgliche Elternteil weiß, daß das Kind sein Verhalten modifizieren muß, um von der Gesellschaft, in der es lebt, akzeptiert zu werden und um sich vor Schaden zu bewahren. Ohne es zurückzustoßen, wird der Fürsorgliche Elternteil dem Kind Strategien aufzeigen, mit denen es in der Gesellschaft Anerkennung finden kann. Natürlich sind diese Strategien keineswegs immer richtig und angemessen.

Der Kritische Elternteil zeigt dem Kind, daß der Zustand des Freien Kindes nicht akzeptabel ist. Er definiert Verhaltensregeln und Reaktionen und macht deutlich, daß er auf Abweichungen von diesen gestellten Erwartungen mit Ablehnung und Mißbilligung reagieren wird.

So entwickelt sich das Angepaßte Kind. Es ist sich bewußt, daß instinktive und unmittelbare Reaktionen zu Isolierung und Liebesentzug führen können, und es paßt sein Verhalten an die Vorstellungen der Menschen an, auf die es sowohl emotionell als auch materiell angewiesen ist.

Dies ist natürlich ein allmählicher und fortlaufender Prozeß. Wir passen unser Verhalten täglich an neue berufliche und private Situationen an, aber viele unserer Verhaltensmuster wurden bereits in unserer frühen Kindheit von unseren Eltern geprägt. Diese Prägungen können dazu führen, daß wir unsere sozialen Interaktionen fehlinterpretieren und unsere Fähigkeit, zu reifen und uns weiter zu entwikkeln blockieren. Ein Beispiel soll das verdeutlichen.

Im typischen englischen Mittelschicht-Haushalt hatten Kinder ihre Wut zu unterdrücken. Ein Kind, das seinem Ärger Luft machte, sah sich mit Ablehnung und Bestrafung konfrontiert, also ging es zu einer neuen Verhaltensstrategie über. Die ideale Lösung wäre natürlich ein Verhalten, das nicht nur eine negative Reaktion ausschließt, sondern im Gegenteil auch noch belohnt wird. Tatsächlich wurden in der genannten Gesellschaftsschicht Tränen als ein Zeichen echter Reue gedeutet, und so wurde ein weinendes Kind getröstet und beruhigt. So konnte es geschehen, daß ein Kind, das seine Wut herausgelassen hatte und nun aus Angst vor der zu erwartenden Strafe in Tränen ausbrach, nicht bestraft, sondern liebkost und getröstet wurde. So konnte ein Kind ganz schnell lernen, das Gefühl der Wut vollständig in die „Währung" einer anderen Emotion, nämlich des Kummers, umzumünzen. Anstatt zurechtgewiesen zu werden, erntete es mit seinem Verhalten Liebe; so mochte es dem Kind wenigstens erscheinen. Jede weitere Bestätigung seiner Strategie trug zur Festigung seines geprägten Verhaltens bei.

Eine solche im Kindesalter gesetzte und immer wieder gefestigte Prägung kann bis ins Erwachsenenalter fortdauern. Oft ist sie dann aber völlig unpassend und verhindert, daß die betreffende Person sich situationsgerecht verhalten kann. Wenn zum Beispiel eine Person, die zu Recht Wut über eine unfaire Behandlung empfindet, nicht fähig ist, dem Verursacher ihrer mißlichen Lage gegenüberzutreten und diese Wut einzusetzen, um sich zu rechtfertigen, sondern die Gefahr besteht, daß sie statt dessen in Tränen ausbricht, so gereicht ihr diese Prägung nicht gerade zum Vorteil.

Die genannten Ich-Zustände Freies und Angepaßtes Kindheits-Ich, Fürsorgliches und Kritisches Eltern-Ich wirken in der Persönlichkeitsstruktur eines Erwachsenen zusammen. Jeder Mensch hat Zugriff auf die Stärken seiner verschiedenen Ich-Zustände und ist anfällig für ihre Schwächen. Das Freie Kindheits-Ich besitzt die Kreativität von Wut und Aggression, die Freude der Liebe und Wege zur Erleichterung seines Kummers. Allerdings kann es sich nicht selbst beurteilen und kontrollieren. Die beiden Zustände des Eltern-Ichs beinhalten Beherrschung und Wissen, aber das Kritische Eltern-Ich kann unterdrücken und zurechtweisen, Spontaneität und Kreativität blockieren; das Fürsorgliche Eltern-Ich hat die Fähigkeit zu Liebe und Anerkennung, behindert aber Risikobereitschaft und Entscheidungsfähigkeit.

Das Angepaßte Kindheits-Ich kann aus Erfahrungen lernen und profitieren, ist aber oft ängstlich und pessimistisch und erkennt die sich ihm bietenden Gelegenheiten nicht. Weiß der Erwachsene um die in seiner Persönlichkeitsstruktur wirkenden Ich-Zustände und ihre Entstehung, kann er ihre Stärken bewußt nutzen und jeweils in den Ich-Zustand hineinschlüpfen, der für eine bestimmte Situation am besten geeignet ist.

Ist er sich dessen jedoch nicht bewußt, können die vor langer Zeit gesetzten und nicht mehr angemessenen Prägungen dazu führen, daß er sein volles Potential als interaktives Individuum nicht verwirklichen und sein Leben nicht selbst in die Hand nehmen kann.

So ist Angst unter bestimmten Umständen eine angemessene und lebensrettende Reaktion. Andererseits kann sie einen Menschen davon abhalten, jemals irgendwelche klaren Entscheidungen zu fällen; ihm bleibt die Erfahrung der Entscheidungsfreiheit vorenthalten.

Übungen zur Transaktionsanalyse

Man kann mit der Analyse und Beurteilung der in bestimmten Situationen zusammenspielenden Ich-Zustände beginnen, indem man konkrete Beispiele heranzieht. Stellen Sie sich eine kürzlich erlebte Situation vor, von der Sie glauben, daß Sie sie nicht zu Ihrer Zufriedenheit bewältigen konnten.

Analysieren Sie die Gefühle, die Sie davon abhielten, richtig zu handeln. War es Angst, Trauer, Überforderung? Wenn Sie das nicht auf Anhieb erkennen können, sollten Sie die Szene im Geiste noch einmal durchspielen. Sind Ihre Fäuste geballt? Haben Sie einen Kloß im Hals? Zittern Sie? Solche Einzelheiten können Ihnen Hinweise geben. Versuchen Sie nun, sich an andere Gelegenheiten zu erinnern, bei denen Sie dieselben Gefühle hatten. Können Sie eine Situation abrufen, die lange zurückliegt? Vielleicht ein Kindheitserlebnis? Durchleben Sie die Gefühle und achten Sie dabei auf Gedanken und Erinnerungen, die Ihnen durch den Kopf gehen. Wenn es nicht gleich funktioniert, versuchen Sie es weiter. Versetzen Sie sich auch wieder in Ihre körperlichen Empfindungen. Vielleicht erinnert sich Ihr Körper an eine Situation, die Sie aus Ihrem Bewußtsein verdrängt haben; diese Empfindungen noch einmal zu durchleben, kann eine vergrabene Erinnerung zurückbringen.

Indem Sie das Gefühl bis zu der ersten Erinnerung daran zurückverfolgen, können Sie Aufschluß darüber erhalten, wann und unter welchen Umständen Sie dieses Verhaltensmuster angenommen haben, das Sie als erwachsener Mensch blockiert. Denken Sie genau nach. Diese Reaktion war einmal sinnvoll. Erfüllt sie heute noch einen vernünftigen Zweck? Nützt sie Ihnen als Erwachsener etwas?

Es ist anzunehmen, daß Sie ein ziemlich klares Urteil fällen können. Sie werden wahrscheinlich zu dem Ergebnis kommen, daß dieses Verhaltensmuster nicht nur unangemessen, sondern regelrecht schädlich ist.

An diesem Punkt können die Stärken des Fürsorglichen Eltern-Ichs auf den Plan gerufen werden. Sie müssen sich selbst versichern, daß eine bewußte Umprägung nicht nur möglich, sondern auch sehr vorteilhaft ist.

Sie können das üben. Versetzen Sie sich wieder in die Originalszene, mit der wir diese Übung begonnen haben. Stellen Sie sich nun vor, so zu reagieren, wie es für Ihren wirklichen Charakter angemessen wäre. Was geschieht? Was könnte schlimmstenfalls geschehen? Könnten Sie damit fertigwerden? Denken Sie an all die Stärken, die Sie zur Verfügung haben, die verschiedenen Ich-Zustände, auf die Sie zurückgreifen können. Diese Übung mag Ihnen trivial oder möglicherweise sogar verrückt erscheinen. Es gibt aber viele Menschen, die solche inneren Selbstgespräche führen. Wir können bewußt in unser Fürsorgliches Eltern-Ich oder unser Freies Kindheits-Ich schlüpfen, wenn wir unter Streß stehen und ihre Kraft und Bestätigung brauchen. Wir haben selbst erlebt, wie günstig sich solche Übungen auswirken können.

5.2 Transaktionen

Diese Methode kann auch auf Transaktionen mit anderen Personen übertragen werden, indem wir bestimmen, in welchem Ich-Zustand diese gerade stecken und wie wir darauf reagieren. Bestimmte Ich-Zustände bedingen andere. Nimmt eine Person die Rolle des Kritischen Eltern-Ichs an, wird das Gegenüber fast zwangsläufig als Angepaßtes Kind reagieren. Diese Tatsache wird – bewußt oder unbewußt – von Autoritätspersonen ausgenutzt, wenn sie mit ihren Untergebenen kommunizieren.

Diese Verhaltensmuster sind aber nicht unumgänglich. Man muß nicht in jedem Fall die übliche Reaktion an den Tag legen. Ist man sich der Wirkungsweise bewußt, so kann man die Transaktion abwandeln. Eine bewußt abweichende Reaktion aus der Sicht des Erwachsenen-Ichs oder eines der Zustände des Eltern-Ichs kann die Absicht des Transaktionspartners vereiteln. Es kann auch wirkungsvoll sein, wenn Sie die Form der Transaktion bestimmen und bewußt die gewünschten Rollen festlegen.

5.3 Verhaltensmodifikation

Die folgenden Fragen enthalten die grundsätzlichen Überlegungen, die wir anstellen sollten, wenn wir ein bestimmtes Verhaltensmuster an uns erkannt haben und es ändern möchten:
*   Wozu möchte ich in der Lage sein?
*   Was wären die Vorteile für mich?
*   Was muß ich an mir ändern ?
*   Was muß ich um mich herum ändern?
*   Was werde ich tun, um mich nicht ändern zu müssen?

Die letzte Frage bedarf wohl genauerer Erklärung; Veränderungen sind beinahe immer erschreckend. Wir fürchten das Unbekannte meist mehr als die schrecklichste Gegenwart.

Wir sind alle Experten, wenn es darum geht, Scheinbegründungen für unser Versagen zu finden, und man sollte aufmerksam nach dem 'Ja, aber'-Phänomen Ausschau halten. Haben Sie ein unbefriedigendes Verhaltensmuster erkannt und mit dem Versuch begonnen, sich zu ändern, können sich Ihnen plötzlich scheinbar logische und unüberwindliche Hinderungsgründe aufdrängen: „Ja, aber wenn ich das tue, ..."

Können Sie zwar diesen Selbstbetrug erkennen, finden aber die Gegenargumente immer noch unüberwindbar, so sollten Sie sich fragen, ob Sie sich wirklich ändern wollen. Vielleicht streben Sie zu große Veränderungen an, oder es ist einfach noch zu früh dafür. Möglicherweise wollen Sie sich eigentlich gar nicht ändern und halten sich deshalb selbst davon ab, indem Sie Gründe dagegen finden. Oder der Gedanke an Veränderungen erschreckt Sie zu sehr. Eine anderer Trick, mit der wir die eigene Veränderung verhindern, ist, den selbst gesetzten Termin immer wieder zu verschieben. Wir finden schlagende Argumente, um nicht heute beginnen zu müssen. 'Nächste Woche – wenn der ganze Streß vorbei ist', 'Wenn es mir besser geht', 'Wenn ich mit jemandem darüber gesprochen habe', all das sind Beispiele typischer Vermeidungsreaktionen.

Wenn wir sie voraussehen können, ist ihre Macht stark eingeschränkt.

Übungen zur Erfassung der eigenen Persönlichkeit als Gestalt

Eine ausgeglichene Persönlichkeit hängt davon ab, daß ihre Teilkomponenten interagieren und somit ein geschlossenes Ganzes bilden. Wird ein Aspekt der Persönlichkeit nicht richtig integriert und verhindert ein ausgewogenes Bild, indem er als Störfaktor auftritt, so ist die Gestalt oder Ganzheit der betreffenden Person unvollständig.

Die mangelnde Integration eines Persönlichkeitsaspekts könnte dadurch verursacht worden sein, daß die betreffende Person in ihrer Vergangenheit ein Problem oder einen Konflikt nicht akzeptieren, aufarbeiten und lösen konnte. Diese „unvollendete Arbeit", die Spannung, welche die Person nicht akzeptieren konnte, kann die Persönlichkeitsstruktur so aus dem Gleichgewicht bringen, daß zwischenmenschliche Beziehungen verkompliziert werden und die Person nicht zu klaren Entscheidungen fähig ist.

Wenn jemand die Ereignisse, die diese Unausgewogenheit ausgelöst haben, entdeckt – oder besser wiederentdeckt -, sie akzeptiert und nicht wieder verdrängt, kann der bisher störende Faktor integriert werden. Umgekehrt kann die Integration auch dadurch ermöglicht werden, daß die betreffende Person die Existenz des Ungleichgewichts akzeptiert, ohne zwangsläufig den Ursprung entdecken zu müssen. Es scheint zu genügen, wenn die Erkenntnis auf unbewußter Ebene stattfindet. Das Unterbewußtsein ist offenbar in der Lage, den Integrationsprozeß vervollständigen zu können. Der Schmerz oder die Angst, welche die Handlung blockiert hatte, wird aufgelöst und die Gestalt wiederhergestellt.

Da auf einer Ebene gearbeitet wird, auf der Vorgänge symbolisch ausgedrückt werden, ist es nur logisch, daß einige der wirkungsvollsten Übungen zum Selbstverstehen ebenfalls Symbolcharakter haben.

Schauen Sie sich in dem Raum um, in dem Sie sich gerade aufhalten. Wählen Sie einen Gegenstand darin aus. Betrachten Sie dieses Objekt genau. Beschreiben Sie den Gegenstand nun so präzise wie möglich, aber benutzen Sie dabei die Ichform. Beschreiben Sie das Objekt so, als handele es sich um Sie selbst.

43

So wurde zum Beispiel eine an chronischem Gelenkrheumatismus erkrankte Klientin gebeten, einen Gegenstand in ihrer Wohnung auszuwählen und zu beschreiben, als sei sie das Objekt. Sie dachte einen Moment lang nach, dann breitete sich ein Lächeln auf ihrem Gesicht aus.

„Ich bin ein Küchenhocker, ein Tritthocker", sagte sie. „Ich bin alt und ein wenig ramponiert, aber sehr nützlich. Ich werde oft benutzt und habe meinen festen Platz."

Bis hierhin waren ihre Mimik und Stimme warm und fröhlich gewesen. Nun wurden sie etwas kühler.

„Ich stehe in der Küche, aber wenn jemand mich braucht, werde ich durchs ganze Haus gezerrt, und sie steigen auf mich drauf, um an irgend etwas heranzureichen."

Sie sprach jetzt lauter, und ein vorwurfsvoller Unterton schlich sich in ihre Stimme ein. Sie wurde zunehmend ärgerlicher.

„Sie trampeln mit ihren schweren Schuhen auf mir herum, und wenn sie mich nicht mehr brauchen, stoßen sie mich wieder in meine Ecke. Ich werde angeschlagen und ... und angestoßen und keiner merkt es. Ich bin einfach da, wenn sie mich brauchen, und niemand fragt, wie ich mich fühle ..."

Ihre Stimme brach, die Tränen schossen ihr in die Augen, und sie brach abrupt ab. Die fröhliche, gelassene, eigenständige und praktisch veranlagte Frau hatte zum ersten Mal etwas von ihrer Wut und ihrem Schmerz zum Ausdruck gebracht. Sie hatte zu artikulieren begonnen, daß sie wütend und unglücklich darüber war, wie ihre Krankheit ihr gesamtes Leben auf den Kopf gestellt hatte und daß ihre Familie sie nicht verstehen konnte. Im nächsten Schritt konnte sie analysieren, warum sie sich so sehr bemühte, ihre Gefühle vor der Familie zu verbergen. Der Küchenhocker jedoch hatte den Durchbruch für den Beratungsprozeß gebracht.

Es erschien völlig zufällig, daß sie gerade diesen Hocker ausgewählt hatte. Immerhin hatte man sie gebeten, *irgendeinen* Gegenstand zu beschreiben. Möglicherweise hatte sie unbewußt erkannt, daß sie ihre Gefühle anhand dieses Möbelstücks am besten erklären konnte. Vielleicht hätte es aber auch jeder andere Gegenstand „getan". Die Attribute, die sie unbewußt auswählte, zeigten jedenfalls an, welche ungelösten Probleme den Gestaltcharakter ihrer Persönlichkeit am meisten beeinträchtigten.

Wir neigen eher zu der Annahme, daß sie sehr wohl unbewußt wahrnahm, daß der Hocker genau das richtige Dingsymbol für ihre Situation war und sie mit seiner Hilfe ihre Schwierigkeiten erkennen konnte.

Dieses Erkennen war schmerzlich. Die Klientin hielt ihre Gefühle für beschämend; sie durfte sich eigentlich nicht beklagen. Ihre Familie tat das Beste, um ihr zu helfen; sie sollte wirklich mit ihrer Krankheit fertigwerden können.

Werden Gefühle verheimlicht, geschieht das immer aus ganz bestimmten Gründen. Deshalb ist es meist schmerzhaft, sie zu enthüllen. Die Klientin hatte jedoch die Wahl, und sie entschied sich, ihre Gefühle zu offenbaren. Außerdem beschloß sie, diese Gefühle zu akzeptieren und weiter zu analysieren. Das wertvollste Ergebnis dieser täuschend simplen Übung war, daß die Klientin Botschaften entschlüsseln konnte, die sie in ihrer Kindheit empfangen hatte, Lektionen, die sie gut gelernt hatte. Diese Botschaften besagten, andere würden sie mögen, wenn sie nur fröhlich, tüchtig und unkompliziert wäre. Sie entschied, daß diese Lektionen nicht länger nützlich waren und daß sie aufhören mußte, ihre Gefühle zu unterdrücken. Die unterdrückte Wut und Trauer – und die daraus erwachsenden Schuldgefühle – belasteten sie zu stark.

Die Veränderung erwies sich als schmerzlich. Einige Monate später jedoch gestand einer ihrer Söhne – ein Teenanger – er habe es immer als nahezu unerträglich empfunden, eine „perfekte" Mutter zu haben; es zeigte sich, daß ihr Ehemann sehr wohl in der Lage (und sogar glücklich darüber) war, sie zu verstehen und zu unterstützen. Und die Klientin berichtete, daß ihr ihre Familie jetzt viel glücklicher zu sein schien, obwohl ihr Leben viel turbulenter sei, seitdem alle ihre Gefühle offen zeigten und häufig Streitigkeiten aufträten, die ausgetragen wurden. Sie sah es als glücklichen Zufall an, daß sich ihre Arthritis gleichzeitig verbessert hatte.

Wir glauben aber nicht, daß das nur ein bloßer Zufall war! Gestalttheorie und ihre Übungen gehen immer von der Gegenwart aus. Die Störung, was sie auch verursacht haben mag, beeinflußt diese Gegenwart. Das Ungleichgewicht wird in der Gegenwart zum Ausdruck gebracht. Zwar können die jeweiligen Ursprünge interessant – manchmal sogar für das Verständnis zuträglich – sein, aber die Aufarbeitung der unbewältigten Erlebnisse muß hier und jetzt stattfinden.

Eine ähnliche Methode nutzt die Traumerinnerungen nach dem Aufwachen.

Hierfür ist es nicht von Bedeutung, ob die Träume nur noch bruchstückhaft vorhanden sind oder ob der Träumer befürchtet, das auszuschmücken oder zu verfälschen, was er „wirklich" geträumt hat. Der Traum ist lediglich ein Symbol, und das Unterbewußtsein wählt die wichtigen Details aus.

Eine Beraterin artikulierte bei der Supervision Probleme mit einem bestimmten Klienten. Sie selbst litt an einer schweren Behinderung, während ihr Klient, der die Beratung wegen seiner ehelichen Schwierigkeiten aufgesucht hatte, ein gesunder Mann war. Die Supervisorin empfahl ihr, alle ihre Träume niederzuschreiben. Die Beraterin behauptete zwar, sie 'träume nie', versprach aber, den Vorschlag der Supervisorin zu befolgen, falls sie doch einmal einen Traum haben sollte. Gleich am nächsten Morgen klingelte das Telefon, und die Beraterin berichtete, sie habe einen ausgesprochen realen Traum gehabt und ihn notiert. Bei der nächsten Supervisionssitzung wurde sie gebeten, den Traum in der Gegenwartsform zu beschreiben.

Sie sei in ihrem Schlafzimmer gewesen, sagte sie, und habe renoviert, die alte, schmutzige und unmoderne Tapete von der Wand gekratzt und durch neue, saubere sonnengelbe ersetzt. Die Supervisorin sei ebenfalls da gewesen und habe ihr geholfen, und gemeinsam hätten sie neue, moderne Möbel ausgesucht.

Hocherfreut interpretierte die Beraterin den Traum als Symbol für die Supervisionsbeziehung, die ihr helfe, veraltete Ideen über Bord zu werfen und neue Wege auszuprobieren. Die Supervisorin jedoch bat sie, den Traum so zu erzählen, als sei sie selbst die alte Tapete. „Ich bin alt, abgenutzt, nicht mehr zu gebrauchen. Ich muß abgekratzt werden, weggeworfen werden. Es tut mir weh, abgeschabt zu werden, aber darunter kommen herrlich saubere und glatte Wände zum Vorschein." Die Sitzung ging weiter: der Spachtel, die neue Tapete, die Möbel, alles

45

schien die Interpretation der Träumerin zu bestätigen. Die Supervisorin schwieg über ihren intuitiven Eindruck, der ganze ausgefeilte Symbolismus sei nur ein geschicktes und überzeugendes „Ablenkungsmanöver", das die wahre Botschaft verbergen sollte. Die „Anweisung", die sie der Beraterin gegeben hatte, war ja gewesen, von den Schwierigkeiten mit ihrem Klienten zu träumen. Also wartete sie und hörte zu.

Fast schon am Ende der Sitzung, als sie den Raum beschrieb, sprach die Beraterin von dem 'Teppich, der zusammengerollt an der Zimmerwand liegt'. Die Supervisorin merkte, daß dieser Teppich zuvor nicht erwähnt worden war, und auch, daß sein Auftauchen mit dem Ende des Gesprächs zusammenfiel. Sie schlug der Beraterin vor, sich am Abend für einige Minuten in den Teppich „hineinzuversetzen". Nebenbei bemerkte sie, daß sie glaube, er könne der Schlüssel des ganzen Traumes sein. Die Beraterin war skeptisch, stimmte aber zu, und die beiden gingen auseinander.

Zur nächsten Sitzung erschien die Beraterin still und nachdenklich. Als die Supervisorin sie darauf ansprach, sagte sie: „Dieser *Scheiß*-Teppich! Ich glaube Du bist eine Hexe!" Sie dachte einen Augenblick lang nach, dann kündigte sie an: „Ich werde jetzt wiederholen, was passiert ist, als ich letzte Woche nach Hause kam und den Teppich durchgespielt habe."

„Also jetzt kommt's: Ich bin ein Teppich. Ich bin grün, aber meine Farbe ist nicht zu erkennen, weil man mich aus dem Weg gerollt hat. Wegen der Renovierung hat man mich in die Ecke geschoben und beachtet mich gar nicht. Ich werde unter der ganzen alten Tapete vergraben, zugedeckt. Ich möchte nicht mehr zusammengerollt hier liegen – *ich will flachgelegt werden!*"

Die Beraterin sah die Supervisorin an. „Weißt du, was das heißt, flachgelegt werden? Kennst du den Ausdruck?" fragte sie. Die Supervisorin nickte und wiederholte: „Du möchtest flachgelegt werden? Sex haben?" Die Beraterin reagierte wütend.

„Natürlich will ich das! Was denkst du denn? Ich bin normal, nicht irgend so eine geschlechtslose Außerirdische. Natürlich will ich! Verstehst du nicht, wie schwierig es für mich ist, mit diesem Mann über seine sexuellen Probleme zu reden? Ich wollte, ich hätte seine Probleme; Probleme sind immer noch besser als gar nichts ..."

Während der ganzen, langen Zeit, in der die Beraterin mit der Supervisorin arbeitete, hatte sie nie ihre Gefühle bezüglich ihrer eigenen Sexualität und ihre damit verbunden Wünsche und Bedürfnisse erwähnt. Die Supervisorin hatte sehr stark empfunden, daß intensive Gefühle unterdrückten Schmerzes, verdrängter Wut und Frustration die Arbeit der Beraterin mit ihrem Klienten blockierten. Sie war sich aber ebenso der Tatsache bewußt, daß die Beraterin solche Gefühle weit von sich weisen würde.

Anscheinend war auch das Unterbewußtsein der Beraterin an dieser Verleugnung beteiligt, der Traum hatte voller ergiebiger Symbole gesteckt, welche die wahre Botschaft beinahe erfolgreich überdeckt hätten.

Nur eine scheinbar bedeutungslose Bemerkung, die ganz am Ende der Sitzung fiel, hatte einen Blick auf diese verborgene Wahrheit gewährt. Die Supervisorin bewies ihr Können, indem sie für ihre eigenen Intuitionen in bezug auf den Wahrheitsgehalt der bereits untersuchten Bilder offen war und aufmerksam den Inhalt des Traumes begutachtete.

Auf unbewußter Ebene stand es der Beraterin natürlich frei, den Teppich zu erwähnen und zu entscheiden, ob sein Symbolgehalt erkannt werden sollte oder nicht. Die herrlich doppeldeutige Bemerkung 'Ich möchte flachgelegt werden' ist ganz typisch für die Traumarbeit, bei der Symbole oft geradezu hinterlistig getarnt sind. Natürlich lag es letztendlich bei der Beraterin zu entscheiden, ob sie die Anspielung erkennen und akzeptieren wollte.

Die nachfolgende Arbeit mit der Supervisorin setzte den langen Lösungsprozeß in Gang. Schon sehr bald konnte die Beraterin erkennen, daß die Empathie für ihren Klienten blockiert war. Anschließend fühlte sie sich in der Lage, erfolgreich mit ihm zu arbeiten.

Selbstverstehen oder die eigenen Reaktionen und emotionellen Wahrnehmungen erkennen zu können, ist für Beraterinnen eine unentbehrliche Fähigkeit. Verschiedene „Spiele" oder Übungen, von denen wir einige beschrieben haben, können dieses Selbstverstehen steigern. Sind wir uns der Aspekte unserer Persönlichkeit bewußt, die wir ändern sollten beziehungsweise wollen, so können wir uns bewußt umerziehen. Diese Veränderung kann nicht erreicht werden, indem unerwünschte Elemente verdrängt oder verleugnet werden, sondern indem wir versuchen, störende Erinnerungen aufzuspüren und zu integrieren und positive Faktoren zu fördern und zu akzeptieren.

6 Abwehrmechanismen und Supervision

Machen wir Erfahrungen, die uns emotionell stark beeinflussen, die uns betrüben oder verstören, verfügen wir über eine ganze Reihe von Strategien, mit diesen schmerzlichen Emotionen umzugehen.

Das Freie Kind läßt seinen Gefühlen freien Lauf. Es schreit vor Angst oder Wut, weint aus Kummer oder Trauer, heult vor Schmerz laut auf. Der emotionale Druck ist abgelassen; wenn das Erlebnis vorbei ist, hat es die entstandenen Emotionen ausgelebt, und die Erfahrung ist abgeschlossen.

Die Eltern des Kindes würden in dieser Situation wohl erst einmal reagieren, indem sie es trösten und beruhigen, den heftigen Gefühlsausbruch akzeptieren und dem Kind die Zuwendung und die Bestätigung geben, die es braucht. Die meisten von uns mußten jedoch bald erfahren, daß dieser Zustand nicht ewig andauert, sondern die Toleranz mit der Zeit abnimmt und schließlich ganz entzogen wird. Wer seine Angst offen zeigt, könnte zu hören bekommen, er solle sich nicht so anstellen, nicht dumm sein. Wut wird meist noch weniger akzeptiert; ein Wutausbruch kann Bestrafungen oder die Verärgerung der Erwachsenen nach sich ziehen. Oft wird versucht, ein weinendes Kind mit Süßigkeiten oder Versprechungen abzulenken oder es mit angedrohten oder tatsächlichen Bestrafungen stillzustellen.

Das Kind wird merken, daß es nicht anerkannt wird, wenn es bestimmte Gefühle herausläßt. Es wird lernen, seine emotionalen Reaktionen zu unterdrücken, seine Gefühle zu verdrängen oder abzutöten. Dieses Verhalten wird von den Eltern mit Anerkennung belohnt, und jeder weitere Erfolg festigt das Verhaltensmuster des Kindes.

In vielen Gesellschaften ist das Ausleben von Gefühlen verpönt, besonders wenn es sich um Trauer oder Wut handelt. Das heranwachsende Kind lernt, daß es nur akzeptiert wird, wenn es seine Gefühle unterdrückt, und es wird mehr oder weniger perfekt darin.

Für das Freie Kind, das seine Gefühle herausläßt, ist der Fall erledigt, sobald die Situation vorbei und die körperliche Reaktion abgeklungen ist. Werden die emotionellen Reaktionen jedoch zurückgehalten oder die Gefühle unterdrückt, bleiben Schmerz, Angst, Wut und Kummer latent vorhanden, und alles, was an den ursprünglichen Auslöser erinnert, kann sie wieder zum Vorschein bringen. Diese erneuerten Emotionen können wiederum unterdrückt werden, und die Belastung wächst.

Dieser Prozeß kann sich erheblich auf den Alltag eines Menschen auswirken.

Wird die Pein nicht erkannt beziehungsweise akzeptiert, so entwickelt das Unterbewußtsein Strategien, um sicherzustellen, daß diese Erkenntnis niemals stattfinden kann. Diese Blocks sind für das Bewußtsein unsichtbar, beeinflussen das Verhalten der betreffenden Person aber nachhaltig. Einige der folgenden Beispiele mögen Ihnen bekannt vorkommen:

Eine normalerweise sehr zuverlässige und tüchtige Frau hatte einen Termin für ein Vorstellungsgespräch, vor dem sie sich fürchtete. Sie vergaß die Adresse, verlor den Zettel, auf dem sie den Weg notiert hatte, und konnte plötzlich in ihrem

Telefonverzeichnis den Namen nicht mehr finden – obwohl sie diesen nach dem Treffen (zu dem sie schließlich doch noch ihren Weg fand) auf Anhieb entdeckte. Eine Beraterin, deren Klient über seine sexuellen Probleme sprach, hatte plötzlich große Schwierigkeiten, sich zu konzentrieren. Als sie sich nach der Sitzung Notizen machen wollte, konnte sie sich an fast nichts mehr erinnern, was er gesagt hatte.

Eine junge Frau versäumte mehrmals einen wichtigen Arzttermin. Zweimal fiel es ihr genau eine halbe Stunde zu spät ein, um die Zeit noch einhalten zu können.

Bei der Frau aus dem ersten Beispiel löste die genannte Verabredung ein Gefühl von Unfähigkeit und Angst vor möglicher Kritik aus. Autoritäten assoziierte sie grundsätzlich mit ihrem Vater, der sie immer überfordert hatte und nie mit ihr zufrieden gewesen war. Es war ihr unmöglich, sich dieser schmerzlichen Erkenntnis auszusetzen, und so vermied sie unbewußt jede Situation, die diesen Schmerz hätte auslösen können.

Als sie mit einer Beraterin Kindheitserinnerungen an Versagen und Kritik zurückholte, konnte sie die Verknüpfungen, die sie machte, nachvollziehen und erkennen, warum sie das Vorstellungsgespräch hatte umgehen wollen. Sie konnte jetzt – als Erwachsene – akzeptieren, daß ihr Gesprächspartner nicht der kritische Vater und sie nicht mehr das dumme, unartige Kind war (falls das überhaupt jemals zugetroffen hatte).

Tatsächlich erkannte die Klientin bei ihrer Arbeit mit der Beraterin, daß sie niemals das dumme Mädchen gewesen war, für das sie sich immer gehalten hatte. Zuerst litt sie unter der Wut über diese frühe Kritik und konnte aber sowohl diese Emotionen als auch das Verlustgefühl, das ihre Entdeckung verursacht hatte, durchleben und artikulieren. Später gelangte sie für sich selbst zu der Erkenntnis, daß ihr Vater sie nur auf eine – wie er es sah – feindliche Welt hatte vorbereiten wollen. Sie konnte ihm verzeihen und Autoritäten von da an realistischer betrachten.

Die Beraterin hatte unaufgearbeitete Gefühle in Hinblick auf ihre eigene Sexualität. Als die Ausführungen des Klienten unangenehm nahe an ihre eigenen schmerzhaften Gefühle herankamen, versuchte sie unbewußt, sich zu schützen, indem sie nicht hörte beziehungsweise sich nicht erinnerte, was der Klient sagte. Sie erkannte, daß hier ein Block vorlag, konnte so bei der Supervision analysieren, um welche Art Abwehrmechanismus es sich handelte, und ihre eigenen Schwierigkeiten aufarbeiten.

Die junge Frau hatte große Angst vor einer ernsthaften Krankheit, die sie unterdrückte und verdrängte, weil sie unter Schuldgefühlen litt. Diese Schuldgefühle rührten daher, daß sie als Kind immer gerne krank gewesen war, weil ihr das die Liebe und Aufmerksamkeit ihrer Eltern eingebracht hatte. Das hatte dazu geführt, daß ihr der Gedanke an Krankheit ein Stück weit reizvoll erschienen war. Sie hatte unbewußt gemerkt, daß ihr eine ernsthafte Krankheit das Recht auf Fürsorge und Aufmerksamkeit geben würde, die sie in ihrem Alltag vermißte, aber nicht fordern konnte. Diesem Konflikt zwischen Schuldgefühlen und Wunsch versuchte sie zu entrinnen, indem sie den Termin „vergaß", der sie damit hätte konfrontieren können.

6.1 Blocks bei der Beratung

Die Belastungen und Verwirrungen, die unaufgearbeitete Probleme verursachen, und die Blocks, die dagegen errichtet werden, können dazu führen, daß wir unfähig sind, eine offene und kreative Beratungsbeziehung aufzubauen. Liegen diese Blockierungen beim Klienten, kann die Beraterin ihn durch Feedback und Konfrontation dazu bringen, seine Probleme zu erkennen, zu akzeptieren und schließlich aufzuarbeiten.

Blockiert die Beraterin selbst, ist ein ähnlicher Prozeß nötig. Merkt eine Beraterin, daß ihr bestimmte Themen unangenehm sind oder sie Schwierigkeiten hat, ihrem Klienten aufmerksam zuzuhören, muß sie hart an sich arbeiten.

Eine gute Möglichkeit zur Analyse dieses Blocks ist die Arbeit mit einer Supervisorin, die ihr die gleichen Hilfestellungen gibt, die wir für den Klienten genannt haben. Bis zu einem gewissen Grade kann eine Beraterin auch alleine an ihren Problemen arbeiten, indem sie die verschiedenen Übungen anwendet, die wir bereits beschrieben haben. Zuallererst muß aber Problembewußtsein und ein das Bemühen um Selbstverstehen vorhanden sein. Noch wichtiger ist vielleicht sogar, daß eine Beraterin sich selbst akzeptiert.

Die Fähigkeit, Wärme für den Klienten zu empfinden und ihn zu bestätigen, haben wir als unentbehrlich für die Rolle der Beraterin angeführt. Genauso ist es für eine Beraterin – wie überhaupt für jeden Menschen – wichtig, Wärme und Bestätigung zu erhalten.

Wahrscheinlich wird man sie sich holen müssen. Der Klient wendet sich an eine Beraterin. Er sichert sich im Beratungsabkommen Wärme und Unterstützung. Woher aber erhält die Beraterin selbst Zuwendung? An wen kann sie sich wenden?

Einige von uns haben Lebenspartner, die wir ansprechen können und die uns geben, was wir brauchen. Im allgemeinen fällt es uns aber schwer, andere um seelische Hilfe zu bitten. Wir fürchten, abgewiesen oder nicht verstanden zu werden, uns zu blamieren. Wir wollen nicht, daß man uns aus bloßer Freundlichkeit anhört oder die Dringlichkeit unserer Bedürfnisse mißachtet. Wir haben Angst, uns Gegenforderungen ausgesetzt zu sehen, die wir nicht erfüllen können. Solche Befürchtungen, die Ihnen möglicherweise bekannt vorkommen, können dazu führen, daß wir nicht einmal wagen, uns an die Menschen zu wenden, die uns nahestehen.

Wir haben gerade gesagt, daß wir alle Wärme und Anerkennung brauchen. Für die Beraterin aber, die mit dem Leid, der Verstörung und den manchmal unlösbaren Problemen ihrer Klienten konfrontiert ist, ist die Erfüllung dieses Bedürfnisses besonders wichtig. In einigen Fällen kommt es vor, daß eine Beraterin in völliger Isolation arbeitet. Wir halten das für alles andere als ideal und würden dringend davon abraten. Eine solche Situation sollte schnellstmöglich behoben werden. Die Gesellschaft für wissenschaftliche Gesprächspsychotherapie (GWG) hält Informationen über ortsansässige Beraterinnen und lokale Gruppen bereit, an die man sich wenden kann. Für die Beraterin bedeutet Beratung vollen Einsatz, und sie verlangt ihr große emotionale Leistungen ab. Eine gute Supervisorin bietet der Beraterin nicht nur Wärme und Bestätigung, sondern hilft ihr auch, an der Dynamik in ihren Beratungsbeziehungen zu arbeiten.

6.2 Supervision

Wo kann man diese Supervision finden? Eventuell ist sie als Teil der Arbeitsstruktur vorgesehen (siehe Kapitel sieben).

Eine Teamleiterin, ein Gruppenmitglied, eine Vorgesetzte könnte als potentielle Supervisorin zur Verfügung stehen und geeignet sein. Man kann sie um Supervision bitten und ein Abkommen schließen. Damit wollen wir aber nicht sagen, daß zwangsläufig eine höherstehende Person die Supervision übernehmen muß. Auch eine Kollegin mit Beratungserfahrung, die bereit ist, mit Ihnen zu arbeiten, kann Ihre Supervisorin sein.

Außerhalb der Arbeitsstruktur können Sie jede andere Beraterin oder Psychotherapeutin um Supervision bitten. Allerdings wird sich die Supervisorin in diesem Falle wahrscheinlich ihre Sitzungen bezahlen lassen. Die Festlegung eines solchen Betrages ist meist Teil des Abkommens zwischen Beraterin und Supervisorin.

Eine weitere Alternative ist eine gegenseitige Supervision zweier Beraterinnen. Dabei sollte das Zeitkontingent im Abkommen festgelegt und regelmäßige Treffen vereinbart werden.

Manche Beraterinnen treffen sich zur Supervision in einer Gruppe. Diese Gruppe muß nicht unbedingt aus Arbeitskolleginnen bestehen, sondern sie kann auch aus einer Runde von Beraterinnen bestehen, die sich regelmäßig treffen und gegenseitige Supervision als Gruppe vereinbaren. Bei dieser Form der Supervision muß sich allerdings jede Beraterin selbst darum kümmern, daß sie zum Zuge kommt und ihre Bedürfnisse befriedigt werden. Die Dauer der Gruppentreffen wird deshalb gegebenenfalls immer wieder überprüft und neu ausgehandelt werden müssen.

Ganz gleich, wo man sich nötige Supervision holt, das Abkommen zwischen Supervisorin und Beraterin muß sorgfältig ausgearbeitet werden. Die Bedürfnisse der Beraterin und die Methoden der Supervisorin müssen ausdiskutiert werden, und beide Beteiligten sollten erklären, was sie unter Supervision verstehen. Es dauert oft eine ganze Weile, bis ein für beide Seiten zufriedenstellendes Ergebnis erzielt wird. Ganz gleich, wo man sich nötige Supervision holt, sie ist absolut unumgänglich. Wir zögern nicht zu sagen, daß eine Beraterin nie mit einem Klienten arbeiten sollte, ohne vorher eine wirksame Supervision gesichert zu haben.

6.3 Die Rolle der Beraterin annehmen

Eine der unerwarteten Schwierigkeiten, auf die man trifft, nachdem man sich entschieden hat, die Rolle der Beraterin anzunehmen, sind die Erwartungen und Vermutungen der Mitmenschen.

Eine Phantasie ist die Interpretation dessen, was eine Person aufgrund ihrer Wahrnehmung als Realität versteht. Die Phantasie vieler Leute ist, daß eine Beraterin immer nett, freundlich und unendlich geduldig ist und ihre Klienten in jeder Situation bestärkt.

Gelegentlich wird sogar erwartet, daß eine Beraterin eine Lösung für jedes Problem weiß. Und häufig wird angenommen, daß eine Beraterin immer verfügbar ist – oder wenigstens sein sollte. Es ist schwierig, sich gegen die aufgedrängten Annahmen, Phantasien und Erwartungen anderer durchzusetzen. Wir alle wollen „nett" gefunden werden, tatsächlich fühlen wir uns dermaßen verpflichtet, ein „netter" Mensch zu sein, daß wir Unmögliches von uns selbst verlangen und uns schuldig und unfähig fühlen, wenn wir dann unweigerlich versagen.

Eine junge Frau, die an einem Kurs über Beratungsmethoden teilnahm, hörte ein Gespräch unter einigen Kursteilnehmern mit an. Die Gruppe unterhielt sich darüber, wie sich eine Beraterin verhalten solle, wenn eine echte Antipathie die Arbeit mit einem Klienten unmöglich macht. Ihr Gesicht war eine Maske schieren Unglaubens, die sich allmählich zu unsäglicher Erleichterung wandelte.

„Meint ihr wirklich," fragte sie vorsichtig, „daß wir nicht jeden mögen müssen?"

Die Vorstellung, eine Beraterin müsse immer erreichbar und ansprechbar sein – die Phantasie von der allgegenwärtigen guten Fee -, kann niemand erfüllen. Den meisten Beraterinnen ist es schon einmal passiert, daß ein Klient sie dauernd anruft, jedesmal seine Sitzungszeit überzieht und dann auch noch wütend und beleidigt ist, wenn die Beraterin ihn an das Beratungsabkommen erinnert. Alle erfahrenen Beraterinnen wissen, daß eine der schwierigsten Aufgaben, aber auch eine der wertvollsten Fähigkeiten, die sie jemals gelernt haben, das Neinsagen ist.

Es ist außerordentlich wichtig, daß ich mir meine Privatsphäre erhalte. Ich bin bei der Beratung anderer nur dann erfolgreich, wenn ich mir genügend Zeit bewahre, um meine eigenen Bedürfnisse und Wünsche zu erfüllen. Ich bin nur dann ein ausgeglichener, ein ganzer Mensch, wenn ich mir Zeit für mich selbst nehme.

Versuche ich, jederzeit für jeden Hilfesuchenden da zu sein, werde ich müde, frustriert und immer leistungsunfähiger. Außerdem helfe ich meinen Klienten dadurch nicht, ihre Verantwortlichkeiten innerhalb der Beratungsbeziehung schätzen zu lernen. Das Abkommen beinhaltet gegenseitige Verantwortung, und wenn ich dem Klienten gestatte, seine Seite des Abkommens zu ignorieren, verleugne ich seine Fähigkeiten. Statt dessen übernehme ich die Rolle eines Elternteiles, der die Fäden in der Hand hat und bestimmt.

Es ist schwer, Neinsagen zu lernen. Habe ich aber die Phantasie übernommen, eine Beraterin sei ein übermenschliches Wesen ohne eigene Bedürfnisse, wird ganz unmöglich.

Um auf die genannte Kursbesucherin zurückzukommen, sie hatte geglaubt, als Beraterin Sympathie für jeden empfinden zu müssen. Daraus folgte für sie logischerweise, daß sie jeden Klienten annehmen muß, der sie um Hilfe bittet. Von der Tatsache einmal abgesehen, daß ihre Zeit für all die potentiellen Klienten gar nicht ausreichen würde, nahm die Kursteilnehmerin an, daß sie jedem Klienten eine Hilfe sein könnte.

Obwohl es in den allermeisten Fällen möglich ist, sich in einen Klienten hineinzuversetzen, wird jede Beraterin einmal mit Situationen konfrontiert, in denen sie die Welt des Klienten nicht akzeptieren kann. Das kann ein moralisches Dilemma sein. Starke Emotionen, zum Beispiel in bezug auf sexuellen Mißbrauch von Kindern, könnten es einer Beraterin unmöglich machen, mit einem Klienten zu arbeiten. Hat der Klient die Absicht, sich zu ändern, an seinen Praktiken und Trieben zu arbeiten, fühlen sich vielleicht einige Beraterinnen in der Lage, ihm zu helfen. Das wäre aber wohl nur selten der Fall, wenn der Klient weiterhin sexuellen Kontakt zu Kindern pflegen möchte und nur seine Schuldgefühle abstreifen will.

Jede Beraterin muß im Hinblick auf moralische und legale Grenzen ihre eigenen Entscheidungen treffen und überlegen, in welchen Fällen sie Nein sagt. Es mag schwerfallen, einem Klienten mitzuteilen, daß man sich nicht in der Lage fühlt, ihm zu helfen, aber es ist sowohl für die Beraterin als auch den potentiellen Klienten nötig. Auf jeden Fall aber sollte die Beraterin dem Klienten eine andere Beraterin oder Stelle nennen, an die er sich wenden kann.

Schwieriger wird es, wenn die Antipathie nicht so einfach festzumachen ist. Einer der Autoren erinnert sich, sich einmal körperlich vor einer Klientin geekelt zu haben, die beim Sprechen spuckte. Noch zwanzig Jahre später löste die Erinnerung an den Geschmack ihres Speichels auf der eigenen Lippe einen Schauder aus. Das mag primitiv klingen, aber solche Probleme können Beraterinnen hindern, ihre Fähigkeiten effektiv einzusetzen, und sie sollten bei der Supervision eingehend untersucht werden. Die Beraterin sollte sich jedenfalls überlegen, ob der Klient nicht mit einer anderen Beraterin ohne diese spezielle Abneigung besser beraten wäre.

Wenn wir die Gültigkeit der Phantasien, Vorstellungen und Erwartungen anderer betrachten, dürfen wir die eigenen nicht vergessen. Es ist eine sehr nützliche Übung, einmal unsere eigene Definition von *Beraterin* zu notieren. Wir haben gemerkt, daß es hilfreich ist, dabei von einer Aussage auszugehen, die – etwas übertrieben – die allgemeine Auffassung repräsentiert:

„Eine Beraterin sollte sein wie Gott, allgegenwärtig, allwissend, immer verständnisvoll und unendlich geduldig."

Das sind natürlich absolut lächerliche Ansprüche. Aber indem Sie versuchen, diese Aussage zu modifizieren, gelangen Sie vielleicht zu einer Definition, die Sie erfüllbar, annehmbar und sinnvoll finden. Es mag an dieser Stelle aufdringlich klingen, aber wenn Sie als Beraterin arbeiten, sollten Sie einmal überdenken, ob Sie nicht ähnliche Phantasien in bezug auf Ihre Supervisionstätigkeit haben.

7 Arbeitsstrukturen

Die meisten professionellen Beraterinnen arbeiten mit anderen Personen zusammen und innerhalb irgendeiner Art von Struktur.
Die drei am weitesten verbreiteten Gliederungen sind in Abb. 7.1 dargestellt. Überlegen Sie einmal selbst, welche der drei Strukturen Ihren Arbeitsbedingungen am nächsten kommt und welche Position Sie darin einnehmen.

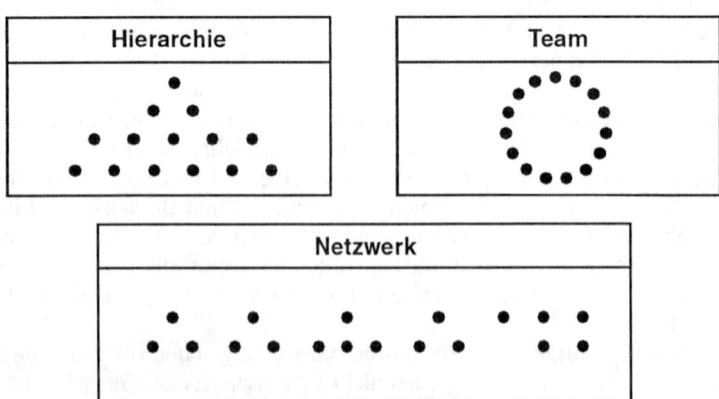

Abb. 7.1 Arbeitsstrukturen

Eine *Hierarchie* ist der gewohnte, pyramidenförmige Aufbau vieler Organisationen oder von Abteilungen innerhalb einer Organisation. Die einfachste Form der Hierarchie besteht aus einem Vorgesetzten und mehreren Untergebenen. Vielschichtigere Hierarchien haben eine Befehlskette, die sich über diverse Abteilungen, Unterabteilungen oder Individuen erstreckt, die jeweils gegenüber der nächst höheren Instanz verantwortlich sind.

Ein *Netzwerk* besteht aus mehreren, gleichberechtigten Einzelpersonen oder Personengruppen, die jeweils ihre eigenen Vorgesetzten haben können. Jede Einzelperson oder Personengruppe arbeitet eigenständig und unabhängig, das heißt sie ist den anderen Teilnehmern des Netzwerkes gegenüber nicht verantwortlich, erhält von ihnen aber auch keine Unterstützung.

Ein *Team* ist eine Gruppe von Personen, von denen jede einzelne den anderen Mitgliedern gegenüber verantwortlich ist und für sie Verantwortung trägt. Ein Team kann eine Leiterin haben, die für die Mitglieder verantwortlich ist und vor der die Mitglieder verantwortlich sind. Wenn sich alle Mitglieder eines Teams, gegebenenfalls einschließlich der Leiterin, darauf einigen, daß sie sich gegenseitig unterstützen und ihr Können allen zur Verfügung stellen, spricht man von einer Gruppe.

Eine *Gruppe* faßt normalerweise Personen mit unterschiedlichen Fähigkeiten zusammen, die sie, den Umständen entsprechend, zum Einsatz bringen. Jedes Mitglied kann jederzeit sein Wissen und Können einbringen und seine Einschätzung der jeweiligen Situation äußern. Ebenso kann jedes Mitglied jederzeit andere Gruppenmitglieder um Hilfe bitten. Dadurch sind die Rollen innerhalb einer Gruppe nicht starr verteilt, sondern können getauscht werden. In welchem Maße das wirklich geschieht, liegt an der Bereitschaft der einzelnen Mitglieder und natürlich auch an der Einstellung der Gruppenleiterin. Eine Gruppenleiterin, die zu sehr auf die Erhaltung ihres Status achtet, kann die Gruppe kaum zu Bestleistungen führen. Je sicherer sie sich ihrer Position ist, desto weniger muß sie diese betonen und desto leistungsfähiger kann die Gruppe arbeiten.

Ein eingespieltes Team wird automatisch zu einer Gruppe, wie wir sie gerade beschrieben haben. Es arbeitet nicht nur im abstrakten Sinne, sondern auch praktisch *zusammen*. Seine Mitglieder unterstützen sich gegenseitig, auch emotionell. Sie teilen Wissen und Ansichten miteinander und die Aufgaben und das Arbeitspensum des Teams werden gerecht untereinander aufgeteilt. Die Mitglieder einer Gruppe fühlen sich anerkannt und lernen einander dadurch zu schätzen. All diese Aspekte der Gruppenarbeit bewirken, daß sich die Mitglieder wohl fühlen und zunehmend Vertrauen zueinander schöpfen. Das wirkt sich auch auf den Umgang mit Patienten/Klienten positiv aus.

Ein Team, das nicht so gut eingespielt ist, dessen Leiterin und Mitglieder sich nicht anerkannt fühlen, wird wahrscheinlich wie ein Netzwerk funktionieren. Die Mitglieder haben keinen Kontakt zu ihren Kolleginnen und fühlen sich alleine gelassen, bekommen keine Unterstützung von ihren Kolleginnen und sind auf ihre eigenen Fähigkeiten angewiesen.

7.1 Erwartungen

Die Erwartungen, die ein Individuum an die Struktur stellt, in der es arbeitet, hängen davon ab, wie es diese wahrnimmt. In einer Hierarchie ist normalerweise klar festgelegt, welche Aufgaben eine Person hat und wem sie verantwortlich ist.

Bei Netzwerken ist das nicht so eindeutig. Genaugenommen bezeichnen sich Netzwerke selten selbst als solche. Organisationen sehen sich eher als Teams oder Hierarchien, manchmal kommt es sogar vor, daß von einer Gruppenstruktur gesprochen wird. Obwohl nicht ganz so einfach zu erkennen, ist das Netzwerk eine weitverbreitete Arbeitsstruktur, bei der allerdings ziemlich unklar ist, von wem man eigentlich Hilfe bekommen kann.

Das Team kann als Ansammlung mehrerer Individuen funktionieren, die nur sich selbst verantwortlich sind und einige grundlegende Regeln beachten müssen. Eine dritte Möglichkeit ist die Verantwortlichkeit vor einer Vorgesetzten, die nicht selbst dem Team angehört. Obwohl das eigentlich ganz logisch erscheint, ist gegenseitige Unterstützung nicht immer gewährleistet. Bei dem Versuch zu entscheiden, welche dieser Strukturen Ihrem Arbeitsplatz am nächsten kommt, könnte Ihnen bewußt werden, daß die scheinbare und angebliche Struktur nicht mit der übereinstimmt, die sie erleben. Oft hat die offizielle Version wenig mit der Realität gemein.

Unserer Meinung nach ist das sehr bedeutsam. Arbeiten wir zum Beispiel in einer Hierarchie, wenden wir uns logischerweise an eine Vorgesetzte, wenn wir Hilfe, Anleitung oder Anweisungen brauchen. Wir würden fest daran glauben, daß wir erhalten, was wir brauchen. Wenn dies aber nicht der Fall ist, überrascht es kaum, daß wir frustriert und verunsichert sind. Tatsächlich hat das hierarchische System versagt und im Endeffekt wie ein Netzwerk funktioniert.

Genauso richten wir bestimmte Erwartungen an unsere Kolleginnen, wenn wir in einem sogenannten Team arbeiten. Werden diese Erwartungen nicht erfüllt, hat das Teamsystem versagt. Wieder sind wir wahrscheinlich frustriert und verletzt, fühlen uns im Stich gelassen und können unser volles Potential nicht zum Einsatz bringen.

Wir halten es für außerordentlich wichtig, daß sich eine Person mit dem System, in welchem sie arbeitet, identifizieren kann. Sind ihre Erwartungen unrealistisch oder beziehen sich eigentlich auf ein anderes System, wird sie das nicht nur frustrieren, sondern auch dazu führen, daß sie den Spaß an ihrer Arbeit verliert und nicht mehr voll leistungsfähig ist.

Außerdem finden wir, daß angemessene Unterstützung und Supervision unumgänglich sind. Die Erfahrung zeigt, daß es sich nachteilig auf die Leistung einer Beraterin auswirkt, wenn sie keine beziehungsweise keine echte Supervision und/oder Unterstützung erhält. Ist die Beraterin aber gestreßt, müde oder desillusioniert, so wirkt sich das auch für ihre Klienten negativ aus. Deshalb sollten Sie unserer Meinung nach Ihre Arbeitgeber gleich zu Anfang um richtige Supervision bitten und, falls nötig, darauf bestehen. Fehlt eine solche angemessene Supervision, ist es gut möglich, daß bei der betreffenden Organisation auch noch andere Dinge im Argen liegen wie zum Beispiel Kommunikationssysteme oder Übungsmöglichkeiten. Eventuell haben die Mitarbeiter wenig Einfluß auf Entscheidungen, sind Aufgabenbereiche nur unklar umrissen und es fehlen Anerkennung und Bestätigung. Eine Beraterin hat aber ein Recht auf solchen Rückhalt und braucht ihn, um effektiv arbeiten zu können. Deshalb sollte sie ruhig den Mut aufbringen, ihn zu verlangen. Trotz aller Bemühungen der einzelnen Beraterin kann aber auch alles beim alten bleiben, und die anderen arbeiten weiterhin isoliert.

Es gibt bekanntlich viele Methoden zum Streßabbau. Vielleicht muß nur das Arbeitspensum verringert werden – unter Streß stehende Menschen laden sich nicht selten noch mehr Arbeit auf und verschlimmern das Problem damit. Andere streßreduzierende Methoden beruhen auf Selbstbelohnungen; die gestreßte Person gönnt sich zum Beispiel ein langes entspannendes Bad oder einen exotischen Urlaub – je nachdem was sie als Belohnung empfindet. Auch sportliche Betätigung kann helfen, ein gesundes Maß an körperlicher Erschöpfung befreit den Geist. Entspannungstechniken oder Meditation (siehe Kapitel dreizehn) haben sich als sehr wirkungsvoll erwiesen. Aber selbst wenn man seinen Streß abbauen kann, indem man sich mit Freunden trifft und lacht, man sollte doch bewußt abwägen, welche Tätigkeiten wirklich nötig sind.

Keine dieser Methoden kann qualifizierte Supervision ersetzen, und die Beraterin sollte sich unbedingt bemühen, diese zu erhalten. Ist Supervision innerhalb der jeweiligen Organisation nicht verfügbar, muß sie andere Wege finden.

Mögliche Quellen sind die GWG, ortsansässige Einrichtungen mit Kursangeboten für Beraterinnen und Arbeitskolleginnen oder andere Beraterinnen, mit denen man ein ein- oder gegenseitiges Supervisionsverhältnis eingehen kann.

Wofür Sie sich auch immer entscheiden, bilden Sie sich nicht ein, ohne Supervision auskommen zu können!

7.2 Verantwortlichkeit und Vertraulichkeit

Wie wichtig Klarheit über die vorliegenden Arbeitsstrukturen ist, zeigt sich an den direkten Auswirkungen auf die Beratungsbeziehung mit einem Klienten. Es ist wichtig, daß sowohl Klient als auch Beraterin wissen, wo diese ihre Verantwortlichkeiten sieht. Genauso wichtig ist, daß der Klient die Vertraulichkeit der Beratungsbeziehung nicht als absolut ansieht, wenn die Beraterin entscheiden muß, ob sie Informationen aus der Beratung weitergeben soll.

Die Aspekte Verantwortlichkeit und Vertraulichkeit werden bei der Beraterin maßgeblich durch das Verständnis ihrer Berufspflichten bestimmt. Schwierig wird es, wenn diese Verpflichtungen nicht klar definiert sind. Der Klient muß aber, bevor er der Beraterin persönliche Angelegenheiten anvertrauen kann, wissen, inwieweit sie solche Informationen als vertraulich betrachtet. Diese Fragen muß jede Beraterin individuell beantworten. Bei grundlegenden Punkten mag diese Entscheidung leicht fallen, zum Beispiel wenn wichtige moralische Regeln verletzt werden und Unschuldige leiden, aber sogar unter solchen Umständen erachten manche Beraterinnen die Vertraulichkeit gegenüber ihren Klienten als absolut. Schwieriger ist es für die Beraterin schon – manchmal scheint es gar unmöglich – zu entscheiden, ob sie ihr Wissen einsetzen soll, um eine Situation zum – möglicherweise nur scheinbar – Besseren zu wenden.

Ein solches Dilemma kommt nicht selten vor. Ein Beispiel dreht sich um ein elfjähriges Mädchen. Man hatte ihm eine Beratung bei einem Mitarbeiter einer privaten Einrichtung angeboten, als Gründe wurde sein häufiges Fehlen in der Schule und Schwierigkeiten mit den Klassenkameraden genannt.

In der fünften Sitzung kam heraus, daß der Stiefvater eine sexuelle Beziehung zu dem Mädchen hatte. Das Kind behauptete, das belaste sie überhaupt nicht, im Gegenteil, die seit drei Monaten andauernde Beziehung habe sein Selbstvertrauen gestärkt. Es beteuerte, sein Platz in der Familie sei nun gesicherter und es glaube, auch mit seinen Freunden besser zurechtzukommen. Es besuche jetzt auch regelmäßig die Schule.

Der Berater wußte, daß die Mutter des Mädchens mit ihrem neuen Mann, den sie vor etwa einem Jahr geheiratet hatte, sehr glücklich war. Ihrer Wiederheirat waren eine besonders bittere Scheidung und mehrere unglückliche einsame Jahre vorausgegangen. Hätte der Berater den Vorfall gemeldet, wäre die Familie auseinandergerissen und das neue Glück und die Sicherheit der Mutter und ihrer Kinder zerschlagen worden. Das Mädchen hätte sein Selbstvertrauen und das Gefühl der Geborgenheit verloren, ihm wären nur Schuldgefühle geblieben. Hätte der Berater den Vorfall nicht gemeldet, würde die Beziehung zwischen Stiefvater und Tochter vermutlich weiterlaufen. Die Alternative, dem Stiefvater eine Beratung anzubieten, wurde nicht in Betracht gezogen.

Der genannte Berater entschied sich übrigens, nichts zu unternehmen und den Dingen ihren Lauf zu lassen. Das war in den späten siebziger Jahren. Bis zum Jahre 1983 hatte das Mädchen eine Abtreibung hinter sich, ein Kind ausgetragen und war in der Jugendpsychiatrie gelandet. Der Vater saß im Gefängnis, die Mutter litt unter schweren Depressionen und das Jugendamt überlegte, das jüngere Kind in ein Heim zu stecken, was aber schließlich doch nicht nötig war. Es ist natürlich reine Spekulation zu überlegen, was wohl geschehen wäre, hätte der Berater die Vertraulichkeit gebrochen oder sich zu einer anderen Handlungsweise entschieden.

Dies mag wohl ein Extrembeispiel sein, aber ein solches Dilemma kann auch bei weniger dramatischen Fällen auftreten und in der einen oder anderen Form den meisten Beraterinnen begegnen.

Hat die Beraterin für sich entschieden, wie weit sie den Begriff Vertraulichkeit faßt, sollte sie ihren Standpunkt dem Klienten deutlich machen. Sollte zum Beispiel eine Physiotherapeutin sich verpflichtet fühlen, ihrem Vorgesetzten oder dem behandelnden Arzt oder Chirurgen mitzuteilen, wenn sie bei der Beratung Dinge erfährt, welche die Genesung eines Patienten/Klienten beeinflussen könnten, so muß sie das von vornherein klarmachen. Der Klient kann dann entscheiden, inwiefern er sich auf eine solche Beratungsbeziehung einlassen möchte. Vertrauen kann nur entstehen, wenn die Grenzen klar festgelegt sind, und Vertrauen ist für jede Beratungsbeziehung unentbehrlich.

7.3   Das Beratungsabkommen

Die Klärung des Begriffs der Vertraulichkeit zwischen Beraterin und Klient ist Teil des Beratungsabkommens. Hat die potentielle Beraterin das Ansinnen des potentiellen Klienten erkannt und ist darauf eingegangen, ist es wichtig, einige Punkte zu klären. Die meisten wurden zwar schon angeführt, aber wir fassen noch einmal die Überlegungen zusammen, die schließlich das Beratungsabkommen bilden.

1. Die Beraterin sollte eindeutig festlegen, wieviel Zeit zur Verfügung steht. Die Sitzungen sollten möglichst gleichbleibend lang sein und die Zeiten eingehalten werden. Weiß der Klient, wie lange eine Sitzung dauert, kann er sich sicher sein, daß ein Thema, das er am Ende der Sitzung anschneidet, nicht sofort behandelt werden kann. So ist er in der Lage, seine Enthüllungen zeitlich abzustimmen und sich damit auf möglicherweise schmerzliche und schwierige Prozesse vorzubereiten. Die Bedeutung eines solchen Timings kann gar nicht genug betont werden. Es ist einer der größten Sicherheitsfaktoren des Klienten. Nicht zufällig beklagen sich viele unerfahrene Beraterinnen darüber, daß ihre Klienten erst fünf vor zwölf „zur Sache kommen". Es gibt aber noch einen zweiten möglichen Grund für dieses Verhalten. Eventuell versucht der Klient die Aufmerksamkeit der Beraterin auszudehnen. In diesem Falle sollte die Beraterin den Klienten an die vereinbarten

Zeiten erinnern, ihm aber versprechen, bei der nächsten Sitzung auf die Sache einzugehen.

2. Die Beraterin sollte klare Ziele für die Beratung abstecken. Unrealistische Erwartungen wirken sich negativ auf die Ergebnisse der Beratung aus. Der Klient sollte wissen, daß er „mitarbeiten" muß, damit diese Ziele erreicht werden.

3. Der Klient sollte mit Unterstützung der Beraterin formulieren, was er – momentan – als seine Bedürfnisse ansieht. Bei Beginn der Beratung wird sich der Klient wahrscheinlich noch nicht ganz darüber im klaren sein, was er eigentlich möchte. Die Erstellung des Abkommens kann aber mehrere Sitzungen in Anspruch nehmen, und das Abkommen ist, was die Bedürfnisse des Klienten betrifft, in keinem Falle eine feststehende und endgültige Übereinkunft.

4. Die Beraterin sollte ihr Verständnis von Vertraulichkeit deutlich machen. Falls sie es für nötig hält, gegebenenfalls Informationen an Kolleginnen, Vorgesetzte oder irgendwelche Behörden (in Extremfällen einschließlich der Polizei) weiterzugeben, sollte sie den Klienten darüber aufklären und ihm ihre Gründe nennen. Wird die Offenbarung von Informationen dann tatsächlich notwendig, ist das für den Klienten weder eine Überraschung noch ein Vertrauensbruch.

5. Der Klient sollte seine Auffassung von Vertraulichkeit was seine Gespräche anbelangt der Beraterin darlegen.

6. Es ist wichtig, Aufzeichnungen zu führen oder Notizen zu machen. Zumindest sollte sich die Beraterin bestimmte Anhaltspunkte notieren, um sich später an die Gespräche erinnern zu können. Sinnvollerweise sollte sie auch wichtige Details einer Sitzung festhalten, die später Aufschluß über die Fortschritte des Klienten geben können. Der Klient sollte natürlich um solche Aufzeichnungen wissen, ebenso sollte er erfahren, daß diese Notizen einzig und allein für die Beraterin gedacht sind.

7. Der Klient sollte wissen, daß die Beraterin seinen „Fall", nicht aber seine Identität mit ihrer Supervisorin besprechen wird.

In letzter Zeit erhielten immer häufiger Klienten Zugriff auf ihre Akten. Da diese Frage von allgemeinem Interesse ist, wollen wir – als Professionelle – sie objektiv diskutieren.

Eines der Hauptargumente gegen die Herausgabe der Akte an einen Klienten/ Patienten ist, daß sie Informationen enthalten könnte, die ihn verletzen. In manchen Fällen trifft das natürlich zu. Oft, so scheint es uns, ist diese „verletzende Information" eher ein Beispiel für die Gefühllosigkeit der Verfasserin als für eine wirklich verletzende Tatsache. Vor einigen Jahren wurde eine Frau in einem medizinischen Bericht als 'manipulative lügnerische Hysterikerin' beschrieben. Als die Tochter dieser Frau volljährig war, verlangte sie Einsicht in die Unterlagen. Die genannte Bezeichnung der Mutter kam in nahezu jedem der Berichte vor, die über viele Jahre hinweg angelegt worden waren. Spätere Untersuchungen ergaben, daß das Zitat nicht nur ausgesprochen gefühllos, sondern auch falsch war. Wenn uns die Möglichkeit, daß unsere Klienten ihre Akten sehen, dazu bringt, genauer nachzudenken und einfühlsamer zu schreiben, dann ist der Schritt hin zur freien Akteneinsicht sicherlich nichts Schlechtes. Anders sieht es natürlich aus, wenn dadurch korrekte und vollständige Aufzeichnungen verhindert werden.

Als Richtlinie sollte vielleicht gelten, daß eine einfühlsame Beraterin ihrem Klienten ohnehin mitteilen würde, was sie denkt, und den Klienten deshalb eigentlich nichts schockieren dürfte, was in seiner Akte steht. Das Beratungsabkommen wird normalerweise mündlich abgeschlossen – obwohl natürlich nichts dagegen spricht, es schriftlich festzuhalten – und es dauert oft eine gewisse Weile, bis der Formulierungsprozeß abgeschlossen ist. Im Verlauf der Beratungsbeziehung kann das Abkommen im Hinblick auf die Ziele des Klienten verändert oder umformuliert werden. Wir würden empfehlen, solche Änderungen relativ formal vorzunehmen, damit sowohl für die Beraterin als auch für den Klienten Klarheit gewährleistet ist. Die Erarbeitung eines solchen Abkommens mag formalistisch und einschränkend wirken, in der Praxis jedoch bietet es dem Klienten sichere Grenzen und hilft, dessen Aufmerksamkeit und Energie zu bündeln. Ferner bestätigt das Abkommen den professionellen Charakter der Beratung, mit eigenen Werten und Disziplinen, wodurch der Klient mehr Vertrauen in die ganze Angelegenheit gewinnen kann.

Schließlich fördert das Beratungsabkommen das gegenseitige Vertrauen zwischen Klient und Beraterin, und die Beraterin schafft sich für jeden Klienten eine Leitlinie. Vertrauen ist – offensichtlich – eine wichtige Komponente jeder Beratungsbeziehung. Indem ein Abkommen gemäß den von uns angeführten Punkten formuliert wird, erhält eine Person, die auf unsicherem Posten steht, größere Sicherheit. Es setzt die Rahmenbedingungen, innerhalb derer es der Klient als sicher empfindet, Gefühle zum Ausdruck zu bringen, die von der Beraterin vertraulich behandelt werden.

8 Beratung von Personen mit Sprachstörungen

Die Kommunikation zwischen zwei Personen, zum Beispiel bei einem Telefongespräch, könnte als Schema wie in Abb. 8.1 dargestellt werden.

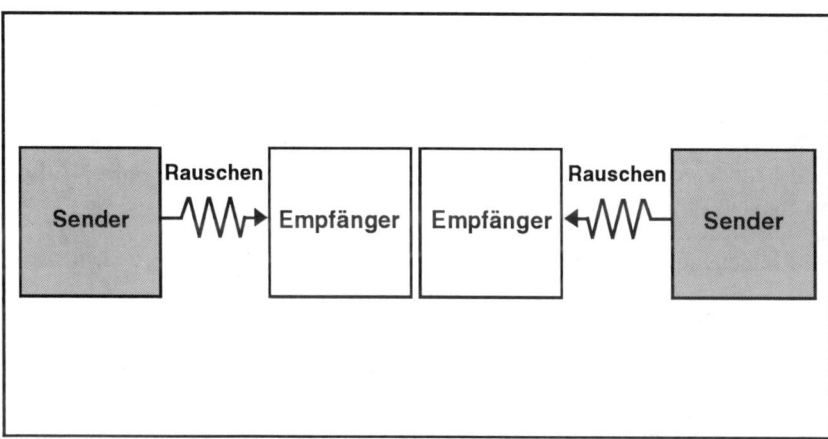

Abb. 8.1

Die Qualität des empfangenen Signals wird in beiden Fällen durch das auftretende Rauschen beeinträchtigt. Dieses Rauschen kann entweder aus systeminternen Quellen stammen oder als Hintergrundgeräusch auftreten.

Übertragen wir diese Darstellung auf die Beratungssituation, so findet die Kommunikation zwischen Klient und Beraterin statt. Als systeminternes Rauschen – in diesem Falle repräsentieren Beraterin oder Klient jeweils ein System – können hierbei Blocks, Abwehrmechanismen oder Ängste bezeichnet werden, die entweder den Klienten davon abhalten, deutlich zu machen, was er übermitteln möchte oder verhindern, daß die Beraterin klar wahrnimmt beziehungsweise versteht, was der Klient ihr mitteilt. Als Hintergrundgeräusche gelten alle anderen Störfaktoren.

Klienten mit Sprach- oder Kommunikationsstörungen stellen natürlich nur eine kleine Gruppe unter vielen dar, und Sie mögen sich zu Recht fragen, warum wir ihnen eine solche Sonderstellung einräumen. Die Probleme dieser Personengruppe unterscheiden sich im wesentlichen nicht von denen anderer, aber ihr fällt es ungleich schwerer, geeignete Gesprächspartner zu finden. Ein Mensch, der schwer zu verstehen ist oder auf alternative Kommunikationsmethoden angewiesen ist, hat Schwierigkeiten besonderer Art. Oftmals wird er nicht wie ein erwachsener Mensch behandelt. Wenn er auf andere Menschen zugeht, muß er zunächst die Mauern überwinden, die aus der Beschämung und Verständnislosigkeit der anderen erwachsen. Viele Leute werden glauben, sein Anliegen sei rein praktischer Art. Die meisten werden nicht zugeben wollen, daß sie nicht verstehen, was er zu ihnen sagt, und statt dessen etwas Unverbindliches in den Bart murmeln oder einfach einen Schuß ins Blaue wagen, ohne sich der Richtigkeit ihrer Annahmen zu vergewissern. Viele Klienten, die unter schweren Sprachstörungen leiden, beklagen, daß selbst ihre engsten Bekannten automatisch zuerst einmal annehmen, sie hätten nach der Toilette gefragt.

Es ist deshalb zu vermuten, daß solche Menschen sich ihre Beraterinnen unter den Leuten suchen, von denen sie glauben, daß sie mit den Auswirkungen einer Zerebralparese oder eines Schlaganfalls vertraut sind, also zum Beispiel Ärztinnen oder Krankenschwestern.

In dieser Situation ist die Kunst des Zuhörens besonders wichtig. Es ist entscheidend, daß Sie ehrlich sind. Sie sollten niemals so tun, als ob Sie alles verstanden hätten, wenn Sie sich des Gehörten nicht ganz sicher sind. Jeder wird das Gesagte lieber mehrmals wiederholen, als daran zweifeln zu müssen, daß er wirklich verstanden wurde.

Können Sie Ihren Klienten nach mehreren Versuchen immer noch nicht verstehen, kann es weiterhelfen, wenn Sie ihn bitten, andere Worte zu benutzen, ein unverständliches Wort zu buchstabieren oder wenigstens den Anfangsbuchstaben zu nennen. Sie sollten sich aber keinesfalls darauf verlassen, daß das auch funktioniert. Viele Personen mit Sprachstörungen leiden gleichzeitig unter Lern- oder Wahrnehmungsschwächen, die es ihnen unmöglich machen, einzelne Buchstaben oder Laute zu erkennen. Eine solche Unfähigkeit werden Sie aber gegebenenfalls leicht erkennen können, wenn Sie genau darauf achten, ob und wie ein Klient Ihre Frage beantwortet.

Wenn alle diese Tricks versagen, können Sie sich immer noch an die Lösung des Verständnisproblems herantasten, indem Sie dem Klienten Fragen stellen, die er nur mit „Ja" oder „Nein" beantworten kann, und so die Möglichkeiten immer weiter eingrenzen.

Um möglichen Schwierigkeiten vorzubeugen, sollten Sie zunächst mit dem Klienten klären, wie er „Ja" beziehungsweise „Nein" signalisiert. Im Idealfall kann er die Worte selbst verwenden oder zumindest durch Nicken oder Kopfschütteln andeuten. Klienten, die nicht zu solchen eindeutigen Kopfbewegungen in der Lage sind, können möglicherweise andere Gesten oder Zeichen benutzen. Diese sollten Sie mit dem Klienten festlegen, indem Sie ihn zunächst bitten, Ihnen zu zeigen, wie er „Ja" sagt. Anschließend fragen Sie ihn, wie er „Nein" sagt. Auf alle Fälle sollten Sie sich die jeweiligen Zeichen notieren. Es mag Ihnen zu Anfang ganz logisch erscheinen, daß der Klient für „Ja" die Augen nach oben und für „Nein" nach unten bewegt, aber im Eifer des Gefechtes passiert es schon einmal, daß man die vereinbarten Signale vergißt oder verwechselt.

Auf dieser Grundlage können Sie mit Fragen arbeiten, die eindeutig eine negative oder positive Antwort erfordern.

Im folgenden Beispiel signalisierte der junge Zerebralparese-Patient Luke „Ja", „Nein" und „Ich weiß nicht" mit Handbewegungen. Zu diesem Zeitpunkt konnte er sich nicht auf andere Weise verständlich machen. Er war ziemlich verzweifelt und hatte der Schulberaterin zu verstehen gegeben, daß er gerne mit ihr sprechen wollte. (B = Beraterin, L = Luke)

B: Hat es mit der Schule zu tun?
L: Ja. Nein. Ja. Nein.
B: Mit der Schule und irgend etwas anderem?
L: Ja.
B: Krankenhaus?
L: Nein.
B: Zuhause?
L: Ja.
B: Irgend etwas zu Hause wirkt sich auf die Schule aus?
L: Nein.
B: Irgend etwas in der Schule, das sich auf zu Hause auswirkt?
L: Ja.
B: Also, in der Schule passiert irgend etwas, das zu Hause Probleme macht?
L: Ja.
B: Okay. Hat es mit dir persönlich zu tun?
L: Ja.
B: Ist es etwas, worüber ich mit deinen Eltern reden soll?
L: Nein! Nein! Nein! Nein!
B: Okay, schon klar. Ist es etwas, wovon sie nichts wissen?
L: Ja.
B: Irgend etwas im Unterricht?
L: Ja.
B: Diese Woche?
L: Ja.
B: Okay. Sag' Bescheid, wenn ich's habe. Ich werde alle Stunden durchgehen und du sagst mir, wenn ich die richtige gefunden habe. Okay?
L: Ja.
B: Schwimmen? Gymnastik? Lesen? Sprechübung? Singen? Schulabgänger-Programm?
L: Ja.
B: Das Schulabgänger-Programm. Etwas Besonderes?
L: Nein.
B: Nur das Abgehen generell?
L: Ja.
B: Die Schule zu verlassen?
L: Ja.
B: Luke, darf ich versuchen zu raten?
L: Ja.
B: Hast du Schwierigkeiten, mit deinen Eltern über deinen Schulabgang zu sprechen?
L: Ja. [An dieser Stelle wurde Luke sehr traurig]
B: Okay, wir haben es also gefunden. Sollen wir noch ein bißchen weitermachen?

L: Ja.
B: Okay, aber sag' „Nein", wenn ich aufhören soll. Okay?
L: Ja.
B: Würdest du gerne mit deinen Eltern über den Schulabgang sprechen?
L: Ja.
B: Kannst du dir vorstellen, warum sie nicht mit dir darüber reden wollen?
L: Ja.
B: Möchtest du mir sagen, was du darüber denkst?
L: Ja.
B: Ich könnte ein paar Vermutungen anstellen. Wäre dir das recht?
L: Ja. [Lacht]
B: Okay. Das ist gut. Glaubst du, sie wollen vorher mit dem Berufsberater reden?
L: Nein.
B: Meinst du, sie warten darauf, daß sie zu einem Gespräch in die Schule eingeladen werden?
L: Nein.
B: Sie wollen nicht darüber nachdenken?
L: Ja. [Verzieht fragend das Gesicht]
B: Ich bin auf der richtigen Spur? [Pause] Luke, möchtest du später mal auf eigenen Füßen stehen?
L: Ja. Ja. Ja. [Sehr aufgeregt]
B: Und glaubst du, deine Eltern werden das erlauben?
L: Nein. Nein. Nein.
B: Glaubst du, du hast eine Wahl?
L: Nein. [Fängt an zu weinen]
B: Okay, Schatz, wir kommen der Sache näher und das tut weh. Kannst du noch ein bißchen weitermachen?
L: Ja.
B: Also noch mal. Sie wollen nicht über deinen Schulabgang sprechen, weil sie wollen, daß du weiter bei ihnen wohnst. Glaubst du, du wirst irgend etwas tun?
L: Nein.
B: Das muß dich traurig machen. Wie fühlst du dich dabei? Ziemlich frustriert, nehme ich an, oder?
L: Ja.
B: Was würdest du denn gerne tun, wenn du könntest? Hast du eine Idee?
L: Ich weiß nicht.
B: Würde es dir helfen, wenn es so wäre? Wenn wir darüber reden würden?
L: Ja.
B: Nun, wir können ja im Unterricht über deine Möglichkeiten sprechen. Willst du im Moment wegen deiner Eltern etwas unternehmen?
L: Nein.
B: Soll ich etwas tun?
L: Nein.

B: Das finde ich auch besser. Sollen wir noch mal darüber reden, wenn du mehr weißt, und gehört hast, was die anderen so denken?
L: Ja.
B: Ist sonst noch etwas? Möchtest du noch weiter reden?
L: Nein.

Sie werden bemerkt haben, daß alle Fragen mit „Ja" oder „Nein" zu beantworten waren. Es mag überflüssig erscheinen, darauf hinzuweisen, aber es ist immer wieder überraschend, wie viele Personen Entweder/Oder-Fragen stellen, die in dieser Situation völlig ungeeignet sind.

Manchmal ist es sinnvoll, die Ergebnisse noch einmal zusammenzufassen, dadurch können eventuelle Mißverständnisse schnell ausgeräumt werden. Wichtig ist auch, daß die Beraterin deutlich macht, wann sie es mit Raten versucht, und daß es nicht nur in Ordnung ist, wenn der Klient eine solche Vermutung verneint, sondern daß sie sogar damit rechnet. Zwar wird ein Klient nur selten einer falschen Annahme zustimmen, aber es könnte doch das eine oder andere Mal vorkommen, wenn der Klient seine Beraterin nicht vor den Kopf stoßen möchte. Diese Methode mag mühsam und frustrierend erscheinen, aber Sie müssen bedenken, daß derart schwer behinderte Menschen nur sehr wenige Gelegenheiten haben, über ihre Gefühle zu sprechen. Wenn eine Beraterin sich entspannen und ihre Ungeduld soweit zügeln kann, daß sie ihre Kommunikationsfähigkeit nicht behindert, können auch solche Gespräche sehr ergiebig sein.

Wichtig ist, daß die Beraterin sich voll und ganz auf das konzentrieren kann, was ihr Klient sagt. Kommen zur ohnehin schwer verständlichen Sprache auch noch Hintergrundgeräusche hinzu, ist die Beraterin irgendwie abgelenkt, oder ist eine dritte Person anwesend, die sich mit ihren Interpretationen des Gehörten einmischt, wird sicher kein Verstehen zwischen Klient und Beraterin zustande kommen.

Ist die Beraterin noch nicht mit einem Klienten vertraut, kann es hilfreich sein, zu den ersten Sitzungen jemanden hinzuzuziehen, der den Klienten gut kennt. In diesem Falle sollten aber nur „neutrale" Punkte besprochen werden, bis die Beraterin sich in der Lage sieht, alleine mit dem Klienten zu kommunizieren; erst dann sollte sie zu vertraulicheren Themen übergehen. Nur die wenigsten Beraterinnen werden wohl ernsthaft eine Beratung in Erwägung ziehen, bei der dauernd eine dritte Person anwesend ist (ausgenommen natürlich Eheberatungen, für die im Beratungsabkommen eine Paarberatung vereinbart ist). Auch Behinderte sollten in diesem Punkt nicht anders behandelt werden.

Erweist sich Sprache allein als unzureichend, kann sie durch verschiedene Hilfsmittel ergänzt werden. Der junge Mann im nächsten Fallbeispiel benutzte vorwiegend Sprache, griff aber auf den POSSUM-Kommunikator (ein elektronisches Verständigungsmittel), auf Buchstabieren oder Gebärden zurück, wenn die Beraterin nicht verstehen konnte, was er sagte.

Es gibt eine ganze Reihe von künstlichen Hilfsmitteln, welche die Sprache ergänzen oder ersetzen können. Der POSSUM-Kommunikator arbeitet mit einem Display, das einer Schreibmaschinentastatur ähnelt. Ein Lichtpunkt, der vom Benutzer über einen Schalter angehalten werden kann, fährt über die Buchstaben auf der Anzeigetafel hinweg. Jack, der junge Mann aus dem Beispiel, kontrollierte diesen Vorgang mit seinem Fuß. Ist der gewünschte Buchstabe erreicht, wird der Knopf betätigt, der Buchstabe wird ausgedruckt, und das Licht bewegt sich weiter. Computer haben diesen langwierigen Vorgang wesentlich vereinfacht und können den jeweiligen körperlichen Fähigkeiten der Benutzer noch besser angepaßt werden. Dadurch, daß ein Computer auch ganze Worte zur Auswahl bereithalten kann, wird der Prozeß gegenüber der herkömmlichen Technik, die mit einzelnen Buchstaben arbeitet, wesentlich beschleunigt.

Jacks Sprache war erheblich gestört, aber er konnte seinen POSSUM nutzbringend einsetzen.

(J = Jack, B = Beraterin)

J: [Macht drei vergebliche Versuche, einen Satz auszusprechen]
B: Ich kann dich immer noch nicht verstehen. Worum geht es?
J: Mich.
B: Okay. Der Satz beginnt mit „Ich"?
J: Gehe.
B: Ich gehe. Ja?
J: Ich gehe.
B: Wohin gehst du?
J: [Mehrere unverständliche Versuche]
B: Ist es der Name eines Ortes?
J: Ja. [Benutzt den POSSUM] – ein Heim.
B: Du gehst in ein Heim. Ein Pflegeheim?
J: Ja. Ich fühle mich schrecklich. Ich will da nicht hin.
B: Du fühlst dich wirklich schlecht dabei.
J: Ich weiß, daß ich gehen muß. Mama [Unverständlich]
B: Irgend etwas ist mit deiner Mutter?
J: [Zeigt auf seinen Rücken]
B: Sie hat einen kaputten Rücken?
J: Wird nicht mehr mit mir fertig. Ich bin zu groß.
B: Aber wenn du von ihr weg sollst, fühlst du dich gar nicht so groß.
J: Ich fühle mich wirklich furchtbar.
B: Jack, schrecklich und furchtbar, das ist ein bißchen ungenau. Kannst du deine Gefühle etwas präziser ausdrücken?
J: [Denkt lange nach] Ich finde es schrecklich, daß ich von Mama weg soll.
B: Ja, aber da ist schon wieder das Wort „schrecklich".
J: Ich könnte weinen.
B: Es macht dich sehr traurig, daß du von deiner Mutter weg sollst?
J: Ja. Und Trauer.
B: Traurig und Trauer?
J: [Wiederholt scheinbar mehrmals *Trauer*]
B: Tut mir leid, ich verstehe immer noch *Trauer*.
J: [Sehr laut] S-A-U-E-R [Sagt die einzelnen Buchstaben]
B: SAUER! Du bist sauer – richtig wütend?
J: [Stampft mit dem Fuß auf und brüllt] Ja. Ja. Ja.

B: Auf wen bist du sauer, Jack?
J: [Denkt nach] Nicht auf Mama.
B: Nicht auf deine Mutter. Auf wen dann?
J: [Benutzt den POSSUM] Weiß nicht.
B: Das kommt mir aber nicht so vor.
J: Warum?
B: Na ja, zum Teil, weil du es den POSSUM für dich hast sagen lassen und teilweise, weil ich deine Wut so stark empfinde.
J: Ich weiß nicht, auf wen.
B: Du behauptest also, daß du nicht weißt, auf wen du wütend bist. Okay. [Lange Pause]
J: Ich dachte – ich dachte – Sie [Unverständlich]
B: Was hast du über mich gedacht?
J: Ich dachte, Sie würden [Unverständlich]
B: Tut mir leid, ich habe es immer noch nicht verstanden.
J: V-E-R-H-I-N-D-E-R-N.
B: Verhindern? Du hast geglaubt, ich könnte etwas dagegen tun? Puh! Du hältst ja große Stücke auf mich. Wie kommst du denn darauf?
J: Nicht wirklich.
B: Nicht wirklich was? Du bist nicht wirklich wütend auf mich oder du hast nicht wirklich gedacht, ich könnte etwas tun, damit du nicht ins Hein kommst?
J: Ich habe nicht wirklich geglaubt, daß Sie es verhindern könnten.
B: Aha! Aber du bist sauer auf mich?
J: Ja.
B: Und würdest du mir bitte sagen warum?
J: Nicht Sie.
B: Du willst es mir nicht sagen?
J: Nein. Sie müssen nicht gehen.
B: Ich muß nicht ins Heim gehen?
J: Ja.

In diesem Ausschnitt einer Beratungssitzung konnte Jack Sprache zwar nicht immer erfolgreich einsetzen, wußte aber sehr wohl, sich verständlich zu machen.

Die Stelle, an der Jack den POSSUM der eigenen Sprache vorzog, zeigt, daß auch bei Klienten mit Sprachproblemen oft mehr hinter der „Wortwahl" steckt, als auf den ersten Blick zu erkennen ist. Die Beraterin bemerkte Jacks Aufgeregtheit und fühlte, daß er in diesem Augenblick den POSSUM gar nicht wirklich brauchte, sondern ihn nur vorschob. Diesen Eindruck teilte sie auch ihrem Klienten mit. Als er bei seiner Behauptung blieb, wiederholte sie das Gesagte noch einmal und war dann für einen Augenblick still, womit sie Jack die Gelegenheit gab, zu überlegen, ob er sagen wollte, was er wirklich fühlte, und tatsächlich, er wollte und schaffte es auch.

An diesem Auszug zeigen sich einige wichtige Aspekte der Beratung, zum Beispiel Kongruenz, Wärme und Konfrontation, und es wird deutlich, wie sie es dem jungen Mann ermöglichten, seine eigenen Gefühle zu erkennen.

8.1   Andere Kommunikationsprobleme

Manche Sprachschwierigkeiten, vor allem solche, die durch Schlaganfälle, angeborene oder schwere traumatische Hirnschädigungen verursacht werden, stellen ein weitaus größeres Problem dar.

Obwohl der Klient genau weiß, was er sagen will, ergeben seine Worte keinen Sinn (zum Beispiel im Anfangsstadium einer Hemiplegie). Ist der Klient sich dieses Zustandes bewußt und in der Lage, eindeutig und verläßlich „Ja" und „Nein" zu signalisieren, kann mit der Eingrenzungsmethode gearbeitet werden. Dabei ist es wichtig, dem Klienten mitzuteilen, daß Sie wissen, daß er etwas zu sagen hat, aber sich nicht artikulieren kann.

Manchmal ist sich der Klient aber nicht bewußt, daß seine Sprache unverständlich ist. Er wird dann den Eindruck gewinnen, man wolle ihm nicht zuhören, was ihn verwirrt und verärgert. In solchen Fällen kann man sich selbst auf Ja/Nein-Antworten nicht verlassen oder davon ausgehen, daß der Klient versteht, was man zu ihm sagt.

Die meisten jedoch, die einmal in einer solchen Situation gesteckt haben, berichteten später, es sei erschreckend und entwürdigend gewesen, alles zu verstehen, was andere zu ihnen sagten, aber selbst unfähig zu sein, mit ihnen zu kommunizieren.

Möglicherweise ist das einzige, was Sie in dieser Situation für ihren Klienten tun können, zu versuchen, ihm zu erklären, was mit ihm vorgeht, Ihre Worte zu unterstreichen, indem sie ihm Wärme entgegenbringen, ihn vielleicht beruhigend berühren und ihm zeigen, daß Sie verstehen, wie schlimm es für ihn ist, nicht kommunizieren zu können. Echte Wärme, Mitgefühl und Verständnis, die einem Klienten entgegengebracht werden, können einen heilsamen Kontrast zu der aufgesetzten Fröhlichkeit oder der entwürdigenden Behandlung bilden, die Menschen, die sich nicht verständlich machen können, bei anderen so oft erleben.

Wir möchten hier eine wichtige Anmerkung machen. Es ist immer besser, davon auszugehen, daß jeder, mit dem Sie in Kontakt kommen, ein intelligenter und fühlender Mitmensch ist, und entsprechend auf ihn zuzugehen. Sie werden in den meisten Fällen richtig liegen, und sollten Sie einmal Unrecht haben, ist das auch kein Beinbruch.

Jede Beraterin, die mit Behinderten und Kranken zu tun hat, weiß von Fällen zu berichten, in denen hochintelligente und aufgeweckte Personen wie Trottel behandelt wurden, nur weil ihre Mitmenschen, die es eigentlich besser hätten wissen müssen, unfähig waren zu erkennen, was hinter der äußeren Fassade steckte. Offenbar war bei der Ausbildung dieser „Professionellen" ein sehr wichtiger Faktor außer acht gelassen worden.

Es gibt natürlich auch Fälle, in denen die Aussagen eines Klienten keinen Sinn machen und er sich dessen nicht bewußt zu sein scheint. So können zum Beispiel verschiedene Formen der Epilepsie zu Störungen beziehungsweise plötzlichen Ausfällen der Wahrnehmung und Kommunikation einer Person führen, so daß ihre Welt für die Beraterin nicht nachvollziehbar ist. Ein Beispiel aus dem Unterricht an einer Sonderschule illustriert dies recht gut.

Die Lehrerin erklärte einer Gruppe von Kindern, die einen Kalender bastelten, wie sie beginnen sollten. Sie sagte: „Sucht euch ein Motiv aus dem Karton. Schneidet das Bild ganz vorsichtig aus. Wählt dann ein Stück Pappe aus, es gibt Kreise und Quadrate. Klebt das Bild vorsichtig auf. Zerschneidet die Pappstücke nicht, sondern sucht euch die Form aus, die ihr möchtet, einen Kreis oder ein Quadrat."

Die Kinder machten sich an die Arbeit. Da alle Kinder behindert waren, brauchten einige beträchtliche Hilfe, und Bill, der recht geschickt in solchen Dingen war, wurde mit der Aufgabe alleine gelassen.

Als die Lehrerin schließlich zu ihm kam, mußte sie verärgert feststellen, daß Bill sein Bild auf ein Quadrat geklebt und dann beides zu einem unregelmäßigen Kreis zurechtgeschnitten hatte. Das Material war dahin.

Die Lehrerin sagte Bill, er solle besser zuhören und nur das tun, was sie ihm erklärte. Bill sagte entrüstet, er habe zugehört und genau das getan, was er sollte. Diese anscheinend dumme Entschuldigung machte die Lehrerin wütend, und Bill wurde bockig und weigerte sich, es noch einmal zu versuchen.

Man könnte diesen Vorfall leicht so interpretieren, daß Bill einfach nicht aufgepaßt hatte und dann versuchte, sich herauszureden. Aber Bill litt unter Epilepsie und hatte gelegentlich Anfälle, die für den Außenstehenden nicht erkennbar waren, sich aber als kurze Bewußtseinsausfälle auswirkten. Was Bill also tatsächlich als Anweisung hörte, könnte so ausgesehen haben: „Schneidet ... das Bild ... ein Stück Pappe ... klebt ... zerschneidet die Pappstücke ... einen Kreis."

Obwohl die Lehrerin wußte, daß Bill unter Epilepsie litt, hatte sie sich nie überlegt, wie sich die Krankheit auf seine Wahrnehmung der Welt und seine Fähigkeit, Sprache zu verstehen, auswirkte. Das ist eigentlich nicht besonders überraschend. Sonderschullehrer haben keine medizinische Ausbildung, und sie müssen Kinder unterrichten, welche die verschiedensten körperlichen, emotionalen, erzieherischen und psychischen Defekte haben.

Da Bill schon immer unter diesen Anfällen litt, war ihm nicht bewußt, daß sich seine Wahrnehmung der Anweisungen der Lehrerin von der anderer Kinder unterschied. Er war an diese bruchstückhafte Welt gewöhnt. Er hatte, wie immer, das Beste aus dem gemacht, was er gehört hatte. Aus dieser Perspektive erscheint sein Handeln logisch, und es wird verständlich, daß er wütend, verwirrt und verletzt war.

Bei der Kommunikation mit einem epilepsiekranken Klienten kann es also hilfreich sein, Schlüsselworte oder -sätze zu wiederholen; zum Beispiel: „Wie fühlen Sie sich heute? Geht es Ihnen gut? Wie geht es Ihnen heute?"

Im umgekehrten Fall, wenn die Antworten des Klienten unvollständig sind, können Sie ihn bitten, das Gesagte zu wiederholen oder wiedergeben, was Sie glauben, verstanden zu haben.

Diese Art der Kommunikation mag mühselig und unnatürlich erscheinen, ist hier aber wohl der beste Weg, Verständnis zu erreichen. Jedenfalls ist sie immer noch der Methode vorzuziehen, die viele Menschen gegenüber Ausländern und geistig Behinderten benutzen, nämlich übertrieben laut, langsam und deutlich zu sprechen!

69

Gerade bei einem Epileptiker, der sehr häufig unter Anfällen leidet, kann es vorkommen, daß seine Alltagserfahrungen so entstellt und zerrissen sind, daß seine ganze Einstellung gestört und er für eine erfolgreiche Beratung nicht zugänglich zu sein scheint. Unter diesen Umständen kann die Beraterin bestenfalls mit Wärme und Verständnis auf ihren Klienten zugehen und ihm dadurch zeigen, daß sie ihn akzeptiert. Es mag sein, daß sie in der Lage ist, den Klienten in seinen Erfahrungen, die er in der „realen Welt" macht, mit Wärme und Ermutigung zu bestätigen und die negativen Äußerungen, die nicht in der Realität verwurzelt zu sein scheinen, kommentarlos, aber mit aufrichtigem Mitgefühl hinzunehmen.

Bei manchen Formen von Hirnschäden, vor allem bei solchen, die zum sogenannten „Cocktailpartyphänomen" führen, wie zum Beispiel Spina bifida oder Hydrozephalus, scheinen die Patienten eine völlig andere Sprache zu sprechen als ihre Mitmenschen. Ein Klient, der an diesem „Cocktailpartyphänomen" leidet, spricht normalerweise flüssig und verfügt häufig über einen sehr anspruchsvollen und großen Wortschatz. Besonders bei Kindern und Jugendlichen kann das den Eindruck außergewöhnlicher Intelligenz vermitteln. Doch nach einer gewissen Zeit ist der Zuhörer zunehmend verwirrt. Er glaubt, den Faden zu verlieren, die entscheidenden Bezugspunkte zu verpassen. Sätze werden – wie von einem Papagei – wiederholt. Begriffe und Ausdrücke scheinen nicht zum gegenwärtigen Thema zu passen, und das Thema selbst wechselt plötzlich und ohne ersichtlichen Grund. Das ganze Gespräch scheint immer weniger mit der scheinbaren Wortgewandtheit und Intelligenz des Sprechers übereinzustimmen.

Ein Kind erlernt schon sehr früh ein Verhalten, mit dem es Beachtung und Anerkennung erlangt. Die seltsame, frühreif wirkende Sprechweise, die bei Kindern auftritt, die am „Cocktailpartyphänomen" leiden, löst bei den Erwachsenen große Begeisterung und Anerkennung aus, und das ursprüngliche Symptom wird als Verhaltensmuster geprägt. Je älter das Kind jedoch wird, desto weniger lustig finden die Erwachsenen die verblüffenden Bemerkungen. Was bei einem Dreijährigen als „süß" empfunden wird, wirkt bei einem Achtjährigen bestenfalls altklug. Das Kind hat Probleme, realistische Beziehungen herzustellen und flüchtet in sein altes, bislang erfolgreiches Verhalten. Es kann nicht verstehen, warum dieses Verhalten plötzlich abgelehnt wird und wird traurig und unglücklich.

So zog zum Beispiel ein sehr niedliches und anziehendes kleines Mädchen von drei Jahren alle Aufmerksamkeit auf sich, wenn es seinen kleinen Zeigefinger erhob und spitzbübisch zu einem Erwachsenen sagte: „Schreib' mir nicht vor, was ich zu tun habe, du impertinentes Wesen." Als sie neun war und auf Vorschriften immer noch mit diesem und ähnlichen Sätzen reagierte, wurden Lehrer und Therapierende nicht zu Unrecht ärgerlich. Das Mädchen war völlig außerstande zu erkennen, daß und warum ihr Verhalten unangemessen war und wurde sehr wütend über die ablehnende Haltung der Erwachsenen.

Als man versuchte, ihr zu erklären, daß ihre Worte frech seien, antwortete sie: „Du bist frech", und als man ihr sagte, daß sie manchmal das tun müsse, was man ihr sagte, plapperte sie nach: „Tu', was man dir sagt."

Solche Kinder wachsen gewöhnlich von ihren Altersgenossen isoliert auf und lösen bei den Erwachsenen Enttäuschung und Ärger aus.

Kinder spielen nicht gerne mit einem anderen Kind, das sich ihnen gegenüber verhält, als sei es ein Erwachsener. So erklärte eine Dreizehnjährige einem der Verfasser in Anwesenheit ihrer Klassenkameraden: „Diese Kinder legen eine beklagenswerte Ignoranz an den Tag, was ihr angemessenes Verhalten mir gegenüber betrifft. Sie leisten weder meinen Anweisungen folge, noch zollen sie mir den nötigen Respekt." Diese Kinder scheinen nicht in der Lage zu sein, logisch zu denken, Ursache und Wirkung zu verknüpfen oder Schlußfolgerungen zu ziehen. Etwas, das sie in einer Situation lernen, können sie in einem anderen Zusammenhang nicht anwenden. So vergessen sie zum Beispiel ihre in einem bestimmten Umfeld erlernten Fähigkeiten völlig, wenn sie in einer geringfügig abweichenden Situation gebraucht werden.

Die Beratung eines solchen Menschen, gleich ob es sich nun um ein Kind oder einen Erwachsenen handelt, kann eine entmutigende Erfahrung sein. Scheinbar wichtige Bemerkungen verändern sich bei genauerer Betrachtung, verlieren ihre Wichtigkeit oder erscheinen immer verdrehter und seltsamer. Themenwechsel treten plötzlich auf und sind nicht nachvollziehbar. Probleme und Erfahrungen, die der Klient anführt, stehen im krassen Gegensatz zu früheren Berichten. Aber gerade diese Klienten fühlen sich einsam, sind unglücklich und unzufrieden, neigen zu Aggressionen und haben nur selten echte Beziehungen zu anderen. Bei allem, was sie tun, beten sie eine lange Liste von Beschwerden und Problemen herunter. Ganz offensichtlich brauchen diese Menschen Hilfe.

Wir haben herausgefunden, daß unter diesen Umständen klientenzentrierte Beratung, wie wir sie beschrieben haben, nicht die richtige Methode ist. Zwar mag der Klient eine solche Beziehung voller Enthusiasmus angehen und eifrig eine Geschichte nach der anderen aus seiner Kindheit, über seine Bekanntschaften, seine Behinderung und die damit verbundenen Erfahrungen erzählen, aber es wird keine Fortschritte geben, und die Beraterin wird spüren, wie sie sich mehr und mehr in eine erfolglose Beziehung verstrickt, die zu beenden immer schwerer fallen wird.

Wir wissen keinen Ausweg aus diesem Dilemma. Manchmal fruchten Versuche, eine Verhaltensänderung herbeizuführen, indem der Klient positiv motiviert und durch Lob in seinem Handeln bestärkt wird, aber es ist zweifelhaft, ob solche Erfolge über längere Zeit hinweg anhalten werden. Die Erfahrung lehrt uns, daß es helfen kann, wenn akzeptable Verhaltensmuster – sofern sie auftreten – durch Lob und Ermutigung bestätigt werden. Die Beraterin kann das Verhalten ihres Klienten bis zu einem gewissen Grade beeinflussen, indem sie ihm klare Strategien aufzeigt, wie mit einmal erkannten Schwierigkeiten umzugehen ist, und ihm gleichzeitig immer wieder deutlich macht, wie sehr sie seine Erfolge anerkennt.

Sie läuft allerdings Gefahr, daß der Klient ihre Ratschläge an anderer Stelle nachplappert und auf Situationen anwendet, in denen sie völlig unangemessen sind. Der Klient kann von der Beratungsbeziehung, in der er sich der Aufmerksamkeit und Anerkennung einer anderen Person sicher ist, so stark angezogen werden, daß er seine Beraterin überfordert. In diesem Falle schlagen wir eine sachliche und freundliche, aber entschlossene Weigerung seitens der Beraterin vor, dem Klienten die Zeit zur Verfügung zu stellen, in der er seinen langen Katalog von Sorgen herunterleiern kann. Wenn sie ihm außerdem noch das Gefühl vermitteln kann, daß er jemand ist, für den sie Wärme und Sympathie empfindet, hat sie wirklich ihr Möglichstes getan. Es gibt auch Klienten, die zwar sprechen können, für die Beraterin aber trotzdem schwer zu verstehen sind.

Manche medizinischen Befunde führen zu einer monotonen, tonlosen Stimme. Oft wird diese Tatsache auch noch durch eine völlig ausdruckslose Mimik ergänzt. Beispiele hierfür sind die Parkinsonsche Krankheit oder Ataxie.

Ein mitschwingender Unterton muß nicht zwangsläufig den Gefühlen des Klienten entsprechen. Scheinbar beiläufig gemachte Bemerkungen können tief empfundene Gefühle verdecken; auch das kann bei Ataxie vorkommen. Im Fall von Athetose kann es sogar passieren, daß der Klient einen Gefühlsausbruch hat, der seinen eigentlichen Empfindungen genau entgegensteht, so daß er möglicherweise lacht, obwohl ihm eigentlich zum Heulen zumute ist. Unter diesen Voraussetzungen muß die Beraterin ganz besonders auf mögliche Hinweise für die wirklichen Gefühle ihres Klienten achten – manchmal hilft hierbei die Körpersprache weiter (aber gerade in solchen Fällen ist oft auch auf sie kein Verlaß). Meist ist es sinnvoll, die Worte des Klienten aufzugreifen und dabei genauer nach Gefühlen zu fragen, die damit verknüpft sein könnten.

Ein junger Mann, der unter Ataxie litt, sagte zum Beispiel: „Meine Freundin zieht nächsten Monat in ein anderes Heim. Sie wird verlegt." Die einzige Gefühlsregung, die sich in seinem Gesicht widerzuspiegeln schien, war eine leise Andeutung von Langeweile und seine Stimme klang völlig unbeteiligt.

Die Beraterin antwortete: „Das Mädchen, das Sie lieben, geht fort. Das macht sie wahrscheinlich – ich weiß nicht. Traurig? Wütend? Ich frage mich, wie Sie sich fühlen." Die Antwort lautete: „Ich verstehe nicht, warum sie mir nie etwas davon gesagt hat. Wir wollten uns verloben. Sie hat nie gesagt, daß sie weg möchte." Er war ganz offensichtlich verletzt und fühlte sich hintergangen, aber weder seine Stimme noch sein Gesichtsausdruck ließen den geringsten Schluß darauf zu.

Auch Stottern kann mit Krankheit oder Behinderung in Verbindung stehen, ebenso verschiedene andere Sprachstörungen, die es den Betroffenen unmöglich machen, flüssig zu sprechen. In diesen Fällen ist es die Hauptaufgabe der Beraterin, dem Klienten die nötige Zeit und eine entspannte Atmosphäre zu bieten. Außerdem sollte sie die eigene Ungeduld im Zaume halten. Es hilft einem Stotterer keineswegs, wenn man ihm fortwährend Interpretationen dessen in den Mund legt, was man glaubt, daß er sagen möchte oder ihm sagt, er solle sich entspannen und sich Zeit lassen. Es wird ihm leichter fallen, seine Schwierigkeiten zu überwinden, wenn er merkt, daß seine Zuhörerin geduldig und entspannt auf das warten wird, was er zu sagen hat.

8.2 Nonverbale Kommunikation

Ist das Sprechen, zum Beispiel infolge eines angeborenen Hirnfehlers, eines traumatischen Hirnschadens oder wegen fortschreitender Lähmungserscheinungen, ganz unmöglich, so kann auf alternative Kommunikationsmittel zurückgegriffen werden. Diese können von einer einfachen Bildtafel, auf welcher der Klient grundlegende Bedürfnisse anzeigen kann, über Symbolsysteme, Gebärdensprache bis hin zur künstlich erzeugten Sprache variieren. Synthetische Sprache klingt allerdings meist noch sehr roboterähnlich, und die Beraterin wird sich zunächst an ihren Klang gewöhnen müssen. Ist sie in der Lage, zu verstehen, was gesagt wird, gelten die Regeln, die wir für monotone Sprache angeführt haben. Außerdem muß die Beraterin darauf achten, mit dem Menschen zu reden, der vor ihr sitzt, und nicht mit dem Apparat, aus dem die Stimme kommt. Das mag zwar selbstverständlich erscheinen, aber die Situation birgt eine heimtückische Falle, und nur zu oft passiert es, daß man der Maschine antwortet, anstatt sich dem Klienten zuzuwenden, dessen Aussagen sie erzeugt.

Bei der Arbeit mit Klienten, die alternative Kommunikationsmittel verwenden, sollte die Beraterin wenn möglich zu Anfang eine dritte Person hinzuziehen, die mit der jeweiligen Methode vertraut ist. Diese ersten Gespräche sollten sich dann aber, wie auch bei der Arbeit mit sprachgestörten Klienten, nur auf allgemeine Themen beziehen, und erst wenn die Beraterin alleine mit ihrem Klienten kommunizieren kann, sollten vertraulichere Punkte angesprochen werden. Alle Grundregeln, die wir am Beginn dieses Kapitels angeführt haben, gelten natürlich auch für solche Klienten, die auf alternative Kommunikationsmittel angewiesen sind.

Wir haben die Erfahrung gemacht, daß die Ungeduld der Beraterin das größte Hemmnis für eine erfolgreiche Verständigung darstellt. Sie fühlt sich durch ihre Unfähigkeit, den Klienten zu verstehen, in ihrem Selbstwertgefühl herabgesetzt. Sie „müßte" verstehen können und kann nicht akzeptieren, daß sie nicht sofort dazu in der Lage ist.

Diese Ungeduld macht es ihr unmöglich, entspannt an die neue Situation heranzugehen. Überträgt sich ihre Verärgerung auf den Klienten, wird er nicht in der Lage sein, sein System erfolgreich anzuwenden. Das trifft vor allen Dingen bei Schwerstbehinderten zu, die nur über die Bewegung ihrer Augen kommunizieren können.

Das zweite große Problem ist der enorme Zeitaufwand, der benötigt wird. Eine Botschaft zu übermitteln kann sehr lange dauern, oft braucht es mehrere Anläufe, bis sie wirklich angekommen ist. Die Beraterin ist sich dieses Zeitaspekts meist bewußter als der Klient, der möglicherweise schon sein ganzes Leben auf diese Art der Kommunikation angewiesen und deshalb an die Langwierigkeit der Prozedur gewöhnt ist. Die einzige Alternative ist jedoch die ebenfalls zeitaufwendige und oft wenig befriedigende Methode der Ja/Nein-Fragen.

Für diejenigen Menschen, die ihre Sprachfähigkeit durch Krankheit oder Trauma verloren haben, ist es noch frustrierender, wenn die Beraterin sie nicht versteht. Kongruenz kann hier weiterhelfen. Zeigt die Beraterin ihrem Klienten, wie sehr sie selbst darunter leidet, ihn nicht verstehen zu können, und bittet ihn, Geduld mit ihr zu haben, wird er das sicherlich akzeptieren können. Indem die Beraterin den Ärger des Klienten über ihre Unfähigkeit akzeptiert, kann sie die Situation entschärfen. Der Weg zu gegenseitigem Verständnis ist nun frei.

Klienten, die unter Stummheit leiden oder aus anderen physischen oder neurologischen Gründen nicht sprechen können, aber über die nötigen körperlichen Fähigkeiten verfügen, um eindeutige Gesten zu vollziehen, können die künstliche Gebärdensprache benutzen, bei der durch verschiedene Hand- oder Fingerzeichen Worte, Formulierungen oder Sätze dargestellt werden.

Ist die Beraterin der Gebärdensprache nicht mächtig, wird sie mit einem Gebärdendolmetscher zusammenarbeiten müssen. Dieser Dolmetscher, der in das Beratungsabkommen aufgenommen wird, sollte, wenn möglich, eine neutrale Person sein, und die Beraterin muß sich natürlich auf seine Übertragungen verlassen können.

Symbolsysteme können von jedermann benutzt werden. Sie erklären sich entweder von selbst oder jedes Symbol ist in der Liste oder dem Buch des Benutzers zusammen mit dem entsprechenden Wort dargestellt. Die Verwendung der Symbolsysteme ist einfach und direkt. So gab ein Klient zum Beispiel die Symbole für ich, fühle, Wut, Großvater, sagt, ich, Baby. (Die Symbole müssen aber nicht zwangsläufig grammatikalisch richtig angeordnet sein. Oft scheinen die Benutzer die Worte in der Reihenfolge ihrer Wichtigkeit auszudrücken. Die Botschaft wäre dann Wut, ich, Baby, Großvater, sagt, ich.)

Üblicherweise wird der Zuhörer darum gebeten, jedes angezeigte Wort noch einmal laut zu wiederholen, so daß der Benutzer sicher sein kann, daß auch der richtige Begriff ankam. Ist die Botschaft vollständig (wir empfehlen, die Symbole zu notieren), kann die Beraterin den ganzen Abschnitt noch einmal durchlesen und dem Klienten dann mitteilen, was sie glaubt, verstanden zu haben.

Ist ihr die Bedeutung nicht gleich klar, kann sie entweder mit Ja/Nein-Fragen weiterarbeiten oder den Klienten bitten, die Botschaft zu wiederholen oder anders zu formulieren.

Der geübte und erfahrene Benutzer wird Metaphern und feststehende Begriffe verwenden und so seine ganz persönliche „Sprache" entwickeln. Er setzt Symbolkombinationen ein, um neue Worte oder Bedeutungen zu kreieren, kann sich sehr klar ausdrücken und ist äußerst flexibel.

So entstand zum Beispiel die folgende, sehr komplexe Aussage eines jungen Mannes. Wir geben die Botschaft zunächst so wieder, wie sie übermittelt wurde und wiederholen sie dann in der „normalen" Sprache. Ich, Vergangenheitsform, hören, daß, Plural, Person, denken, wenn, man, sterben, man, kommen, in, neue, Person, auf, Artikel, Welt. Ich, mögen, Artikel, Idee. Ich, Futur, kommen, wieder, ohne, Behinderung. Ich, denken, viel, Plural, Person, sollen, hören, was, ich, Vergangenheitsform, hören, weil, sein, behindert, nicht, traurig, wenn, man, kennen, Kombination, Leben, gehen, weiter, Kombinationsende.

(Ich habe gehört, daß Leute glauben, wenn man stirbt, kommt man in einer neuen Person auf die Welt. Ich mag die Idee. Ich werde ohne Behinderung wiederkommen. Ich denke, viele Leute sollten hören, was ich gehört habe, weil es nicht traurig ist, behindert zu sein, wenn man Reinkarnation kennt.)

Hat ein Klient Lernstörungen, können sowohl sein Sprachverständnis als auch die Art, sich auszudrücken mehr oder weniger gestört sein. Das kann von der Unfähigkeit, komplexe Ideen oder kompliziertes Vokabular zu verstehen, bis hin zu einer Ebene reichen, auf der Sprache weder begriffen noch benutzt wird. Schlimmstenfalls können auch Bilder bedeutungslos, Körpersprache oder Genen auch Bilder bedeutungslos, Körpersprache oder Gesichtsausdrücke anderer unverständlich sein, und die einzige Form der Kommunikation, welche die Person wahrnimmt, ist Berührung. In diesem Falle ist Beratung jedoch ohnehin nicht sinnvoll.

Solche Störungen können sehr verschieden sein. So könnte zum Beispiel ein Klient unfähig sein, abstrakte Ideen nachzuvollziehen, oder Vergangenheit und Zukunft zu verstehen.

Es ist wichtig, diese Schwierigkeiten einschätzen zu können.

Sarah zum Beispiel, eine bereits erwachsene Frau mit umfassenden Lernstörungen, hatte weder einen Geld- noch einen Zeitbegriff. Sie sprach zwar deutlich, aber ihr Wortschatz bestand überwiegend aus Klischees und Lebensweisheiten, die sie mit bestimmten Situationen assoziierte. Sie konnte sich nur für kurze Zeit konzentrieren und ermüdete schnell. Versuchte man, ihre Aufmerksamkeit wieder auf sich zu ziehen, wurde sie wütend.

Nach einem Vorfall, bei dem sich ein sexueller Mißbrauch ereignet hatte, war sie verstört, unglücklich und verängstigt. Die Beraterin hatte gemerkt, daß Sarah nicht die richtigen Worte fand, um ihre Gefühle in bezug auf dieses Ereignis zu artikulieren. Sie konnte recht gut zeichnen und Sarah war begeistert. Nachdem sie einige Bilder nach den Anweisungen ihrer Klientin gemalt hatte, fragte die Beraterin: „Wie könnte ich den Mann malen, der dir weh getan hat?"

Sarah antwortete: „Eine große schwarze Tür in meinem Kopf. Dahinter sind böse Dinge." Die Beraterin benutzte dieses erstaunliche Symbol, schnitt zusammen mit Sarah eine Tür in ein Stück Pappe und malte sie schwarz an. Auf die eine Seite zeichnete sie nach Sarahs Anweisungen in bunten Farben „gute Dinge". Dann sagte Sarah plötzlich: „Mach' die Tür auf. Mal' böse Dinge."

Sie gab der Beraterin dann klare Anweisungen, die nicht nur die Einzelheiten des kürzlich vorgefallenen Mißbrauchs, sondern auch weiter zurückliegende sexuelle Tätlichkeiten enthüllten. Dieser Vorgang zog sich über einige Wochen hin. Als die „böse Seite" des Bildes fertig war, schloß Sarah die Tür und sagte: „Alles weggesperrt."

Sie setzte diese phantasievolle Aktion sogar noch weiter fort, indem sie die Beraterin bat, die „böse Seite" abzuschneiden. Nun mußte sie entscheiden, was sie damit tun wollte. Ernsthaft erwog sie verschiedene Möglichkeiten.

„Mal' große Blumen drauf. Nein. Immer noch da. Werf' es weg. Nein, kein Abfall." Schließlich strahlte sie über das ganze Gesicht und reichte der Beraterin das Stück Papier.

„Du paßt darauf auf."

Diese Fähigkeit, Phantasie kreativ einzusetzen (später beschrieb Sarah ihre Lage als „ich und das Zentrum, ich und das Heim, vorwärts und rückwärts, Schläger und Ball, ich bin der Ball"), tritt häufig bei Personen auf, deren verbale Fähigkeiten stark begrenzt sind. Ein stark körperbehindertes kleines Mädchen, das nur wenige Worte beherrschte, benutzte kleine Figuren, um seine Familie darzustellen. Nachdem es jede benannt hatte (ich, Mama, Papa, Oma, Wayne), ordnete sie die Figuren an. Sich selbst und ihre Mutter stellte sie in die Mitte, die Großmutter und ihren Vater – jeweils einzeln – etwas weiter weg und ihren Bruder Wayne positionierte sie, den Rücken den anderen Familienmitgliedern zugewandt, am Rande des Tisches. Sie war noch nicht ganz zufrieden und verlangte nach Klebeband. Dann klebte sie die Figur, die sie selbst repräsentierte, auf den Rücken der Mutterfigur. Als sie nun die Figuren wieder auf ihren Platz stellte, fiel die Mutter nach vorne über. Das Mädchen blickte auf und sagte mit fester Stimme: „Zu viel. Auf ihrem Rücken. Ich." Offensichtlich war sie sehr zufrieden mit dem, was sie der Beraterin mitgeteilt hatte.

In Kapitel dreizehn werden symbolische Handlungen, die bei der Beratung bewußt eingesetzt werden können, näher besprochen. Für die Arbeit mit Klienten, die unter Lernstörungen leiden, sind solche Methoden, die aber durchaus auch bei der Beratung anderer Klienten sinnvoll sind, besonders geeignet.

Versteht ein Klient Sprache nur auf einer sehr primitiven Ebene, muß die Beraterin sorgfältig darauf bedacht sein, sich so auszudrücken, daß der Klient ihr auch wirklich folgen kann. Gegebenenfalls muß sie das Gesagte mehrmals wiederholen. Umgekehrt sollte sie sich immer wieder rückversichern, ob sie den Klienten auch wirklich richtig verstanden hat. Dabei sollte sie nie vergessen, daß dieser entscheidet und den Verlauf der Beratung steuert. Vielen Klienten mit Lernstörungen wurde ihr ganzes Leben lang eingebleut, auf Erwachsene zu hören und sich einem strengen Verhaltenskodex zu unterwerfen. Es ist nicht die Aufgabe der Beraterin, den Klienten dafür zu kritisieren, daß er aufgepfropfte Regeln befolgt oder bricht, oder ihn zu einem bestimmten Verhalten zu drängen. Was der Klient eigentlich braucht, sind Informationen über mögliche Auswirkungen eines bestimmten Verhaltens. Die Beraterin soll dieses Verhalten aber weder erlauben noch verbieten, sondern den Klienten ermutigen, seine Entscheidungen selbst zu treffen.

Manchmal werden Dritte, wie zum Beispiel Heimleiter oder Eltern, versuchen, sich in die Arbeit der Beraterin einzumischen, um den Ausgang der Beratung gemäß ihren Vorstellungen zu beeinflussen. Wenn das der Fall ist, sollte die Beraterin, bevor sie ihre Arbeit mit dem Klienten beginnt, allen Beteiligten klarmachen, welche Rolle sie bei der Beratung spielt.

Ganz gleich, welche Mittel ein Klient benutzt, um seine Bedürfnisse und Gefühle auszudrücken, die Grundtechniken, welche die Beraterin beherrschen muß, sind die gleichen wie bei der Beratung von Klienten ohne Verständigungsprobleme. Der einzige Unterschied liegt darin, daß Menschen mit diesen Problemen stärker auf Hilfe angewiesen sind, aber nur schwer eine Anlaufstelle finden.

Arbeitet eine Beraterin auf diesem Gebiet und stellt sich der Herausforderung, wird das mit großer Dankbarkeit angenommen.

9 Sexualität

9.1 Festlegung der Geschlechtsidentität

Kinder, gleich welcher Ethnie, Kultur, Religion oder Schicht sie angehören, werden sich schon sehr früh ihres Geschlechtes bewußt und nehmen die entsprechenden Erwartungen wahr, die ihre Gesellschaft an sie stellt. Ebenso wie sie lernen, politische und soziale Anforderungen zu erfüllen, entwickeln Kinder ein Bewußtsein für die körperlichen und biologischen Geschlechtsunterschiede. Die Mehrheit der Kinder wird ihr biologisches Geschlecht akzeptieren und eine dementsprechende Geschlechtsidentität entwickeln.

Für manche Kinder ist dieser Vorgang nicht ganz so einfach. Was sie als ihr Geschlecht empfinden, mag im Gegensatz zu den biologischen Anlagen stehen. Möglicherweise senden Erwachsene in ihrer näheren Umgebung verwirrende Botschaften über Geschlechtsrollen aus. Vielleicht lehnen sie aber auch bestimmte geschlechtsgebundene Erwartungen ab oder fühlen sich gezwungen, Rollenmodelle anzunehmen, die im Gegensatz zu ihren natürlichen Gefühlen stehen.

Für behinderte Kinder können noch weitere Probleme hinzukommen.

In einer Gesellschaft, die Männlichkeit mit körperlicher Kraft und Leistungsfähigkeit gleichsetzt, kann es einem behinderten Jungen unmöglich erscheinen, die Aufgaben eines Mannes zu übernehmen.

Andere stereotypisierende männliche Eigenschaften – etwa, der Ernährer oder Beschützer der Familie zu sein – mögen ihm unerreichbar erscheinen. Ein Junge, der in seiner Pubertät keine Erektionen erlebt oder dessen sekundäre Geschlechtsmerkmale sich verzögert entwickeln, könnte die Hoffnung verlieren, jemals ein erwachsener Mann zu werden.

Genauso könnte ein Mädchen glauben, sie könne nur eine Frau sein, wenn sie körperlich attraktiv ist oder wenn sie heiratet und Kinder bekommt. Merkt sie, daß sie das vor unüberwindliche Probleme stellt, ist ihre Identität als Frau in Gefahr.

Häufig sind Behinderte auch auf körperliche Pflege durch andere angewiesen. Ein grundlegender Faktor einer normalen sexuellen Entwicklung ist die Herausbildung eines subjektiven Körperbildes. Ein Kind, das bisher begeistert nackt herumgerannt ist, wird plötzlich eine oft übertriebene Scham entwickeln, auch wenn seine Familie alles andere als prüde ist. Das Kind lernt, welche seiner Körperzonen intim sind und sich als Geschlechtswesen zu erkennen. Es errichtet Intimitätsschranken und setzt sich damit sowohl körperlich als auch emotional von anderen Personen ab. Es entwickelt eine klar umrissene Persönlichkeit.

Dieser Prozeß kann nicht stattfinden, wenn ein Kind keine Entscheidungsmöglichkeit hat, wer seinen Körper sehen oder berühren darf, Berührungen auch im Intimbereich hinnehmen muß und ihm selbst eine minimalste Intimsphäre verwehrt ist.

Erschreckend oft wird das Bedürfnis nach einer solchen Privatsphäre vergessen, ja nicht einmal erkannt. So hörten wir von einem schwerst körperbehinderten und infolge eines Hirnschadens stummen Fünfzehnjährigen, der völlig niedergeschlagen war, als sein Becken geröntgt wurden. Die Therapeutin, welche die Untersuchung leitete, glaubte, er habe Angst vor dem Röntgenapparat.

Als der Junge die Gelegenheit bekam, die Gefühle zu übermitteln, die er in dieser Situation empfunden hatte, berichtete er, man habe ihn splitternackt ausgezogen und in Anwesenheit der Therapeutin, einer jungen Röntgenassistentin und dreier Medizinstudentinnen auf den Tisch gelegt. Er sei wütend gewesen und habe sich gedemütigt gefühlt – und damit nicht genug, die Anwesenden hätten auch noch versucht, ihm zu erklären, daß es nicht wehtun werde und er keine Angst zu haben brauche! Die Therapeutin wollte diese Erklärung für die Frustration des Jungen zunächst nicht glauben. Dann aber fragte die Beraterin sie, ob ihr fünfzehnjähriger Sohn glücklich wäre, wenn man ihn vor so vielen Leuten ausziehen und vor den Augen aller auf einen Tisch legen würde. Jetzt erst erkannte die Therapeutin den Fehler und war entsprechend schockiert und zerknirscht.

Das mag (so hoffen wir zumindest) ein Extremfall sein, aber er könnte Sie anregen, einmal darüber nachzudenken, ob Sie bei *allen* Ihren Patienten das Bedürfnis nach Intimsphäre achten.

9.2   Behinderung und Geschlechtsidentität

Ben fühlte sich durch die körperlichen Einschränkungen seiner Behinderung entmannt und gedemütigt. Er fühlte sich impotent, und tatsächlich hatte er mehrfach Probleme mit seiner Potenz gehabt. Er fühlte sich nicht mehr als ganzer Mann, als Ernährer der Familie, als starker und fürsorglicher Vater. Seine Geschlechtsidentität war ihm genommen worden.

Viele Männer, die sich plötzlich mit einer Behinderung auseinandersetzen müssen, erleben Erektionsunfähigkeit, obwohl eigentlich keine medizinische Ursache für Impotenz existiert; sie fühlen sich vielmehr durch die Behinderung in ihrer Männlichkeit herabgesetzt. Impotenz aber wird häufig als Versagen angesehen, was das ursprüngliche Problem noch verstärkt.

Frauen, die sich plötzlich mit einer Behinderung konfrontiert sehen, finden sich häufig unattraktiv oder sogar abstoßend. Unbeweglichkeit, Schmerzen, Deformationen und Operationsnarben können ihr Selbstwertgefühl erheblich angreifen. Identifizierte sich eine Frau bisher hauptsächlich über ihr Aussehen, kann eine Behinderung dazu führen, daß sie glaubt, ihre Fraulichkeit verloren zu haben.

9.3   Mangelnde Aufklärung

Weil an vielen Schulen Sexualkunde ausschließlich als Teil des Naturkundeunterrichts erteilt wird, werden auch nur die rein biologischen Faktoren des Zeugungsaktes und der embryonalen Entwicklung behandelt; an wieder anderen Schulen ist Aufklärung ganz vom Lehrplan gestrichen. So kommt es, daß viele Teenager gar nicht aufgeklärt sind oder ihr Wissen aus den Medien, von genauso uninformierten Altersgenossen oder aus eigenen Beobachtungen beziehen.

An vielen Sonderschulen ist die Situation noch schlimmer. Die reine Unterrichtszeit steht oft in Konkurrenz mit den Spezialbehandlungen, welche die einzelnen Kinder benötigen, und so beschränkt man sich häufig darauf, wenigstens Grundkenntnisse im Lesen, Schreiben und Rechnen zu vermitteln. Die Lehrer glauben, Sexualkunde sollte von medizinisch versierten Fachleuten erteilt werden; die schuleigenen Krankenschwestern sind ohnehin überlastet, und „regelmäßige" Lehrveranstaltungen fallen auch gar nicht in ihren Aufgabenbereich. Einige Fachleute wie auch die weniger informierte Öffentlichkeit scheinen zu glauben, Sexualität und Sexualleben hätten für behinderte Menschen keine Bedeutung. Eltern sind oft nicht fähig, sich damit auseinanderzusetzen, daß ihr behindertes Kind scheinbar nie ein „normales" Leben wird führen können.

Viele Leute behaupten von sich, sie beantworteten alle Fragen, die Kinder stellten. Aber selbst wenn man einmal davon ausgeht, daß ein Kind weiß, was es fragen will und auch jemanden findet, den es fragen kann, muß man bezweifeln, daß solche Fragen wirklich ausreichend beziehungsweise richtig beantwortet werden.

Dadurch, daß eine angemessene Sexualerziehung fehlt, erhalten die Kinder auch keine Informationen über Verhütungsmethoden, Erbkrankheiten oder den Schutz vor durch Geschlechtsverkehr übertragbaren Krankheiten.

Für einen plötzlich von einer Behinderung betroffenen Erwachsenen sind die Aussichten auf Informationen oft ebenso düster. Viele Patienten werden über die Auswirkungen ihrer Behinderung auf ihr Sexualleben nicht aufgeklärt, und oft fürchten oder schämen sie sich, danach zu fragen. Auskünfte sind oft herzlos oder falsch (wenn zum Beispiel Personen mit Wirbelsäulenverletzungen mitteilt wird, ihr Sexualleben sei ein für allemal zu Ende) oder erschreckend phantasielos (besteht sexueller Kontakt wirklich nur aus vollzogenem Geschlechtsverkehr?). Häufig wird die Möglichkeit, ein Patient könne solche Informationen brauchen, überheblich beiseite geschoben. Wir haben von einem sechzigjährigen Parkinson-Kranken gehört, dem man sagte, er werde sich doch wohl in seinem Alter keine Gedanken mehr um Sex machen, und von einer jungen Frau, die gefragt wurde, warum sie das überhaupt interessiere, sie sei doch nicht einmal verheiratet.

9.4 Die Rolle der Beraterin

Aus denselben Gründen, wie man Sie um Hilfe bei anderen Schwierigkeiten bittet, könnte man diese auch bei sexuellen Problemen suchen. Sie sollten deshalb auf solche Fragen vorbereitet sein. Wichtig ist, daß Sie Bescheid wissen. Viele von uns wurden nur unzulänglich aufgeklärt, mancher mag sogar nur eine diffuse Vorstellung von Geschlechtsorganen oder unterschiedlichen Sexualpraktiken haben. Es mag uns gerade auf diesem Gebiet schwerer fallen, unsere Vorurteile beiseite zu schieben und tolerant gegenüber den Vorlieben unserer Klienten zu sein. Die Palette möglicher Einstellungen reicht von der Auffassung, Geschlechtsverkehr in anderen Positionen als der Missionarsstellung sei pervers, bis hin zu der Idee, alles, was den Beteiligten Vergnügen mache und niemandem schade, sei in Ordnung. (Personen, die zu der ersten Ansicht neigen, sollten einmal überdenken, wie schrecklich *ihre* Art des Geschlechtsverkehrs beispielsweise für eine Frau mit Glasknochen oder einen Menschen mit angeborener Hüftgelenkluxation ist.) Wir mögen Schwierigkeiten haben zu akzeptieren, daß ein behinderter Mensch homosexuell oder Transvestit ist.

Um sich eine Wissensgrundlage zu schaffen, können Sie einen entsprechenden Kurs besuchen oder eines der besseren „Sex-Handbücher" lesen.

Viele sexuelle Probleme behinderter Menschen stehen in keinem direkten Zusammenhang mit den Auswirkungen ihrer Behinderung.

Sollten die vorgebrachten Schwierigkeiten aber doch direkt von der Behinderung verursacht werden wie zum Beispiel Impotenz, die durch eine Verletzung der Rückenmarksnerven hervorgerufen wurde, muß man dem Klienten nicht nur diese Zusammenhänge verständlich machen können, sondern ihm auch die Möglichkeit aufzeigen, andere Methoden der sexuellen Verwirklichung zu überdenken und auszuprobieren. Um beim Beispiel zu bleiben: im schlimmsten Falle, das heißt wenn der Patient nicht zu koordinierten Bewegungen fähig ist und unter Sensibilitätsstörungen leidet, ist Geschlechtsverkehr unmöglich. Das Küssen, Streicheln und Liebkosen von Körperteilen, deren Sensibilität intakt ist, kann jedoch großes Lustempfinden bereiten, und manche Personen können auf diesem Wege einen Orgasmus erleben.

So können zum Beispiel Personen, die von der Taille abwärts gelähmt sind, feststellen, daß Berührungen der knapp über der Lähmungsgrenze gelegenen Körperzonen Gefühle intensiver Lust – ähnlich sexueller Erregung – auslösen können. Werden diese Körperregionen geküßt, gestreichelt oder massiert, können sich die Empfindungen bis zu einem Punkt höchster Lust und einem anschließenden orgasmusähnlichen Gefühl der Erleichterung steigern.

Für behinderte Menschen ist es umgekehrt natürlich genauso schwerwiegend, daß sie ihre Partner nicht auf „normalem" Wege befriedigen können. Sie sollten sich dann mit Alternativen auseinandersetzen; so könnten sie zum Beispiel versuchen, ihren Partner durch Oralverkehr oder manuelle Stimulation zum Orgasmus zu bringen.

Diese Menschen sind häufig sehr glücklich, wenn sie ihren Partner mit dem Mund, der Hand oder einem technischen Hilfsmittel, zum Beispiel einem Vibrator, befriedigen können. Obwohl sie keinen normalen Geschlechtsverkehr vollziehen können, bereitet ihnen enger Körperkontakt Lustempfinden.

Behinderten Menschen zu sagen, ihr Sexualleben sei zwangsläufig vorbei, ist nicht nur grausam, sondern auch falsch. Es ist für diese Menschen sehr wertvoll, wenn ihnen jemand hilft, Wege zu finden, wie sie und ihre Partner ihre sexuellen Bedürfnisse befriedigen können und sie vielleicht zur Erprobung von „Neuem" ermutigt.

9.5 HIV und AIDS

Wegen des generellen Informationsmangels an Sonderschulen und durch die, trotz ständiger Medienpräsenz des Themas, allgemeine Unwissenheit über die Verbreitung des HIV-Virus und der mit AIDS in Verbindung stehenden Krankheiten müssen leider manche Behinderte zu den Risikogruppen gezählt werden. Informationen und eine mögliche Beratung werden ihnen vorenthalten, weil ihre Mitmenschen immer noch annehmen, Behinderte seien per definitionem nicht sexuell aktiv, und sich weigern, die Tatsache zu akzeptieren, daß sexueller Mißbrauch und Vergewaltigungen von Behinderten durchaus vorkommen. Die Beraterin muß sich dessen bewußt sein und sollte die nötigen Informationsquellen an der Hand haben.

9.6 Sexueller Mißbrauch

Jeder Mensch, der irgendwann in seinem Leben körperlich, seelisch oder geistig mißhandelt wurde, behält ein gewisses Trauma zurück.

Die Folgen solcher Mißhandlungen können sehr lange andauern. Es sind Fälle von über siebzig Jahre alten Menschen bekannt, die immer noch von einem sexuellen Mißbrauch sprachen, der sich in ihrer frühen Kindheit ereignet hatte. Ihr gesamtes Leben litten sie unter emotionalen Problemen, die befriedigende Partnerschaften unmöglich machten, Schwierigkeiten mit Autoritätspersonen verursachten und sich auf alle Lebensbereiche negativ auswirkten. Wenn es sich bei dem mißhandelten Menschen auch noch um einen Behinderten handelt, so ist davon auszugehen, daß der entstandene seelische Schaden noch größer ist. Mißhandlungen können für Behinderte wie Nichtbehinderte ein Spektrum umfassen, das von Spott und verbalen Quälereien über Vernachlässigung bis hin zu körperlicher und sexueller Gewalt reichen kann.

Die seelischen Schäden, die Spott auslösen kann, wurden in Kapitel drei behandelt. In diesem Kapitel wollen wir kurz auf sexuelle und körperliche Mißhandlungen eingehen.

Zunächst einmal: Mißhandlungen von Behinderten kommen vor! Behinderte Kinder und Erwachsene werden sexuell mißbraucht! Studien in den USA haben belegt, daß 30–70% der mißhandelten Kinder behindert waren. Solche Mißhandlungen werden häufig nicht gemeldet, die Dunkelziffer ist enorm hoch. Täter sind oft Familienangehörige, möglicherweise diejenigen, die hauptsächlich für die Pflege des Kindes verantwortlich sind. Menschen, die rund um die Uhr für einen Behinderten sorgen müssen, stehen unter einer enormen Belastung. Enttäuschung oder Schuldgefühle, ein Kind in die Welt gesetzt zu haben, das nicht „perfekt" ist, finanzielle Schwierigkeiten und Wohnungssorgen, der Zusammenbruch der Familienstrukturen, körperliche Erschöpfung, das Gefühl, zu Hause „eingesperrt" zu sein, all diese Faktoren belasten die pflegende Person. Tägliche intime Pflege und die Abhängigkeit des Gepflegten erzeugen sowohl die Gelegenheit als auch das Klima für einen Mißbrauch. Für das Opfer ist es nahezu unmöglich, gegen den Täter, auf den es angewiesen ist, wirksame Beschuldigungen – noch dazu so schwerwiegende – vorzubringen.

9.6.1   Mißbrauch anzeigen?

Häufig stoßen solche Anschuldigungen auf taube Ohren. Entweder kann oder will der Empfänger der Botschaft nicht glauben, daß ein Mißbrauch tatsächlich stattgefunden hat oder er fürchtet sich vor den Konsequenzen, die er möglicherweise tragen muß, wenn er die Beschwerde öffentlich macht. Oft hat das Opfer keine Gelegenheit, mit einer Person zu kommunizieren, von der es glaubt, daß sie die nötigen Maßnahmen ergreifen würde. Leidet das Opfer zudem unter Sprachstörungen, so hat es um so weniger potentielle Ansprechpartner. Ältere oder verwirrte Menschen werden häufig nicht verstanden oder für voll genommen.

Wahrscheinlich hat der Täter dem Opfer angedroht, er werde es bestrafen oder züchtigen, falls es rede. Oft glaubt es auch, den Vorfall durch seine Schlechtigkeit herausgefordert und ausgelöst zu haben und fühlt sich schuldig. Häufig redet der Täter seinem Opfer diese Schuld auch ein. Behinderte Kinder fühlen sich oft für ihre Behinderung und die „Enttäuschung" des Täters verantwortlich und meinen, dafür bestraft werden zu müssen.

Die Täter schüchtern ihre Opfer für den Fall, daß sie reden sollten, meist mit weiteren „Bestrafungen" ein oder bestechen sie mit Geschenken, besonderer „Zuwendung" und Aufmerksamkeit. Oft ist von 'unserem kleinen Geheimnis' die Rede. Handelt es sich beim Täter um einen Elternteil, kann das Kind sich verpflichtet fühlen, ihn vor der Entdeckung zu schützen. Es ist überzeugt, daß es Strafe verdient und es selbst die Strafaktion des Täters erzwungen hat.

Täter und Opfer sind so gemeinsam in einer Verschwörung des Schweigens gefangen; sie haben eine besondere Beziehung zueinander, in der komplizierte emotionale Abhängigkeiten wirken.

9.6.2   Beratung behinderter Opfer

Wir haben bereits erwähnt, daß das Trauma eines sexuellen Mißbrauchs sehr lange nachwirkt. Schäden können durch einen einzelnen Vorfall in der Vergangenheit, durch früheren, regelmäßigen oder gegenwärtigen Mißbrauch oder durch alle drei Faktoren verursacht werden. Es mag zwar offensichtlich sein, daß behinderte Mißbrauchsopfer Beratung nötig haben, nicht immer ist jedoch ein geeigneter Ansprechpartner verfügbar.

Zwar weiß man mittlerweile viel über Behinderungen und auch die Beratung von nichtbehinderten Mißbrauchsopfern hat in den letzten Jahren zugenommen, aber eine Kombination aus beidem scheint kaum vorhanden zu sein. Beraterinnen, die auf dem Gebiet der Behinderung bewandert sind, haben wenig oder keine Erfahrung im Bereich des sexuellen Mißbrauchs und umgekehrt.

Es ist wichtig, die Ängste zu überwinden, die diese beiden Gebiete voneinander trennen, sowie Wissen und Erfahrung auszutauschen. Nur so können wir hoffen, irgendwann die sehr konkreten Bedürfnisse stillen zu können, welche behinderte Kinder und Erwachsene empfinden, die vor langer Zeit oder in der jüngeren Vergangenheit Opfer eines sexuellen Mißbrauchs wurden.

9.6.3 Umgang mit Mißbrauch

Eine Beraterin, die erfährt oder Anlaß zu der Vermutung hat, daß ein Kind sexuell mißbraucht wird, *muß* die zuständigen Behörden davon in Kenntnis setzen. Diese Behörden (zum Beispiel das Jugendamt) werden dann die nötigen Maßnahmen zum Schutz des Kindes ergreifen. Sollte das nicht der Fall sein, kann die Beraterin immer noch die Polizei einschalten.

Das betreffende Kind sollte erfahren, welche Maßnahmen ergriffen werden; schon vor Beginn der Beratung wurde ihm mitgeteilt, daß die Beraterin in einem solchen Fall von ihrer Schweigepflicht entbunden ist (siehe Kapitel sieben). Handelt es sich bei dem Opfer um einen Erwachsenen, sollte er ermutigt werden, selbst die zuständige Behörde einzuschalten; Klient und Beraterin können gemeinsam entscheiden, ob es zum Beispiel sinnvoll ist, den Täter anzuzeigen. Die Beraterin sollte ihrem Klienten anbieten, ihn zu begleiten oder die Anschuldigungen weiterzuleiten. Es kann sinnvoll sein, wenn sie eine Mittlerrolle übernimmt. Die Beraterin sollte aber nicht eigenmächtig Informationen weiterleiten, wenn das nicht durch das Beratungsabkommen abgesichert ist. Wie wir in Kapitel sieben angemerkt haben, hat ein behinderter Klient dasselbe Recht auf vertrauliche Behandlung seiner Aussagen wie jeder andere Klient. Ist das erwachsene Opfer jedoch infolge von Senilität, eines Schlaganfalls oder einer Gehirnverletzung verwirrt, geistig behindert oder leidet es unter schweren Lernstörungen, so muß die Beraterin selbst entscheiden, ob sie auch ohne die ausdrückliche Zustimmung des Klienten die nötigen Maßnahmen ergreift.

9.6.4 Folgen sexuellen Mißbrauchs

Ein Klient, der sexuell mißbraucht wurde oder immer noch wird, kann sein Leben lang unter Schuldgefühlen, Selbstzweifeln bis zu Ekel vor sich selbst, Mißtrauen, Angst und Wut leiden und unfähig sein, feste Beziehungen einzugehen.

Auf die Ursachen von Selbstzweifeln sind wir bereits eingegangen. Der Vertrauensverlust beruht auf der Erfahrung, von einem Menschen ausgenutzt und verletzt worden zu sein, den man für stark und klug gehalten hatte. Üblicherweise wird Kindern beigebracht, auf Erwachsene zu hören, besonders natürlich auf Autoritätspersonen.

Angst wird oft vor anderen Menschen empfunden; ein Mädchen, das von einem Mann mißbraucht wurde, kann ihr ganzes Leben lang vor jedem Mann Angst haben. Die Befürchtung, jemand könne das „Geheimnis" entdecken, beinhaltet Angst vor Strafe, Schande und Verabscheuung; das Opfer befürchtet, andere könnten seine Geschichte anzweifeln, es brandmarken und als heimtückischen Lügner verstoßen.

Diese Angst ist leider berechtigt, denn nur allzu oft übersteigen die Berichte von sexuell Mißbrauchten die Vorstellungskraft der Zuhörer.

Die Rolle der Beraterin besteht also darin, dem Opfer aufmerksam zuzuhören. Dem Klienten zu zeigen, daß man ein offenes Ohr für ihn hat, sich in ihn hineinzuversetzen (wie schmerzlich das auch sein mag) und ihn anzunehmen, dies sind grundlegende Beratungsfähigkeiten. Gerade für die Beratung von Opfern sexuellen Mißbrauchs können sie außerordentlich bedeutsam sein.

9.7   Hilfsstrategien

Ist der Klient bereit, sich der Beraterin zu offenbaren, kann er die Schleusentore öffnen und seinen angestauten Emotionen freien Lauf lassen. Im anderen Extremfall wird der Klient nur winzige Informationsbruchstücke preisgeben, Andeutungen und Hinweise fallenlassen. Oft ist das ein Test für die Beraterin, als ob der Klient sie fragen würde: „Wirst du mich auch noch annehmen, wenn du die ganze Wahrheit über mich weißt?"

Die Beratung von Menschen, die sexuell mißbraucht wurden oder werden, ist eigentlich ein Fall für einen „Experten", der für das Opfer aber leider oft nicht verfügbar ist. Wie auch in anderen Beratungsbereichen kann Behinderung ein zusätzliches Hindernis bilden, sich an einen wirklichen Experten wenden zu können.

Sind Sie die einzige Ansprechpartnerin für das Opfer oder der erste Empfänger einer unmißverständlichen Enthüllung eines Mißbrauchs, wird Ihnen wohl klar sein, daß Sie äußerst behutsam und einfühlsam vorgehen müssen. Wenn die Beraterin den Mißbrauch als Tatsache anerkannt hat, und eine vorurteilsfreie und warme Atmosphäre zwischen ihr und ihrem Klienten errichtet beziehungsweise wiedererrichtet wurde, so kann sie die Arbeit vorsichtig fortsetzen.

Für den Fall, daß Sie tatsächlich die einzige Person sind, an den der Klient sich wenden kann, möchten wir wenigstens einige wenige Strategien auflisten, die dem Klienten bei der Aufarbeitung des vorgefallenen Mißbrauchs helfen können.

Erinnerung
Manchmal ist es nötig, daß die Beraterin dem Klienten eine Brücke zu seiner Vergangenheit baut, bevor er sich mit dem traumatischen Erlebnis auseinandersetzen kann.

Dabei kann es helfen, ihm Einzelheiten der bewußten Zeit ins Gedächtnis zu rufen, wie zum Beispiel seine alte Schule oder das Haus, in dem er lebte. Dadurch können Erinnerungen an weniger angenehme Erlebnisse sich lösen. Der Klient wird beginnen, sich an Freunde und Verwandte zu erinnern, an seine Lieblingsbeschäftigungen, an eine Person, der er sich gerne anvertraut hätte; diese und andere Reminiszenzen werden wahrscheinlich auch die verdrängten Schrecken des Mißbrauchs wieder an die Bewußtseinsoberfläche bringen.

Brief an das Kind
Der Klient schreibt einen Brief an das Kind, das er einmal war. Möglicherweise gibt er diesem Kind einer besonderen Namen. Er kann den Brief aus der Sicht eines erwachsenen Freundes oder eines liebenden Elternteils schreiben. Welche Form der Brief auch annimmt, er sollte zum Ausdruck bringen, daß der Leser um die Geschehnisse weiß und dem Kind Unterstützung und Hilfe anbietet.

Einen solchen Brief zu lesen, kann dem Klienten – auch wenn er das Schreiben selbst verfaßt hat – den Eindruck vermitteln, solche Hilfsangebote tatsächlich erhalten zu haben. Die Ungeheuerlichkeit des Mißbrauchs und das Erlebnis, bei dem Versuch, das Geschehen zu enthüllen, abgewiesen worden zu sein, kann dazu führen, daß das Opfer beginnt, seine eigenen Erinnerungen anzuzweifeln. Es kann sogar zu der Überzeugung gelangen, die ganze furchtbare Geschichte nur erfunden zu haben. Seine Erfahrungen niedergeschrieben zu sehen, vermittelt ihm den Eindruck von Wahrheit; die Tatsache, daß die Beraterin den Bericht auch schwarz auf weiß als wahr akzeptiert, hilft dem Klienten dabei, das Gefühl zu bekämpfen, andere glaubten seine Geschichte nicht. Häufig tauchen in solchen Briefen auch neue Einzelheiten des Vorfalls auf.

Indem er die Identität des Kindes annimmt, kann der Klient die Unfaßbarkeit der Geschehnisse wahrnehmen und erkennen, daß es nicht an ihm ist, sich Vorwürfe zu machen. Das Lesen des Briefes kann es dem verletzten Kindheits-Ich des Klienten wieder möglich machen, gute und liebevolle Botschaften zu empfangen.

Brief an den Täter

Der Klient schreibt einen Brief an seinen Peiniger, bringt seine Gefühle über das, was geschehen, ist zum Ausdruck. Sehr selten kann es vorkommen, daß der Klient diesen Brief tatsächlich an den Täter (falls dieser noch lebt) schicken möchte. Noch seltener führt ein solcher Brief zu einem schriftlichen oder mündlichen Eingeständnis des Täters oder einer Entschuldigung. Normalerweise bietet er aber eine wertvolle Möglichkeit, schmerzliche Emotionen zu analysieren und anzuerkennen. Die Tatsachen einmal schriftlich festgehalten zu sehen und die Worte auszuwählen, kann eine kathartische Erfahrung sein und unterstreicht die Berechtigung der Gefühle des Opfers.

Benutzt der Klient beim Schreiben seine nicht-domininante Hand, kann er häufig auch solche Gefühle zum Ausdruck bringen, die sonst von seinem Bewußtsein „zensiert" werden. Will der Klient einen solchen Brief schreiben, wird aber von einem Block daran gehindert, sollte diese Methode unbedingt ausprobiert werden.

Erfinden einer Geschichte oder Phantasie

Indem der Klient – aus der Sicht eines begleitenden Erwachsenen – eine „Geschichte" über die Situation, in der ein sexueller Mißbrauch an ihm stattgefunden hat, schreibt oder erzählt, kann er das schmerzliche Erlebnis aus einer „sicheren" Entfernung noch einmal erleben und seine Gefühle sozusagen von außen erkennen. Er kann brutale Rachephantasien und seinen Haß ausleben, die er sonst unterdrücken muß; dieser Vorgang wirkt oft befreiend.

Eine unserer Klientinnen beschrieb bei einem solchen Phantasiebesuch bei „ihrem" Kind äußerst realistisch die Schadenfreude, die sie beide empfanden, als sie mit einer schweren Metallstange auf den Penis ihres Vaters (den dieser auf dem Nachttisch des Kindes zur Schau gestellt hatte) einschlug. Sie konnte über diese Phantasie lachen und anschließend zum ersten Mal erzählen, auf welch perverse Weise der Vater eine solche Stange bei ihrem Mißbrauch eingesetzt hatte.

Wut artikulieren

Der Klient wird ermutigt, die Wut zu artikulieren, die in seiner Stimme oder Körpersprache mitschwingt, während er den Ablauf eines Mißbrauchs beschreibt. Kraftausdrücke werden akzeptiert und bestärkt, genau wie Gedanken an grausame Rache oder brutale Bestrafung des Täters. Dadurch, daß der Klient seine oft rasende Wut herauslassen kann und die Beraterin das akzeptiert und gutheißt, werden die Schuldgefühle, die solche Vorstellungen häufig auslösen, gemindert, und der Klient fühlt sich befreit und gereinigt.

Selbstmitleid

Wie bereits in Kapitel drei erwähnt, wird das Wort *Selbstmitleid* leider viel zu oft in einem negativen Sinne gebraucht. Es kann dem Klienten enorm gut tun, Mitleid für sich selbst empfinden zu dürfen und über das trauern zu können, was ihm zugestoßen ist und wie es sein Leben beeinflußt hat. Die Anerkennung dieses Kummers kann bestätigend und heilsam wirken.

Andere Opfer

Die Arbeit innerhalb einer Gruppe oder auch einfach Treffen mit anderen Opfern helfen, Gefühle der Isolation zu vermindern.

Kongruenz

Für die Beraterin ist es oft eine schmerzliche und grauenhafte Erfahrung, sich Berichte über sexuellen Mißbrauch anhören zu müssen. Sie kann ihre Gefühle dem Klienten mitteilen, sollte ihm aber gleichzeitig deutlich machen, daß sie seinen Worten Glauben schenkt. Dadurch fühlt sich der Klient akzeptiert, kann seine eigenen Gefühle anerkennen und oft auch noch weitere „Geheimnisse" offenbaren und die damit einhergehenden Emotionen analysieren.

Subverbale Beratung

Viele der in Kapitel dreizehn beschriebenen Strategien haben sich als äußerst wirksam erwiesen, wenn es darum geht, einen Klienten zu ermutigen, seine Gefühle zu artikulieren und Ereignisse zu beschreiben, die ihm zu schmerzlich und erschreckend erscheinen, um darüber zu sprechen oder die er erfolgreich aus seinem Bewußtsein verdrängt hat.

9.8   Lösungsfindung

Der wohl bedeutendste Schritt, den der Klient auf dem langen und mühsamen Weg zur Lösungsfindung machen muß, ist zu lernen, die Schuld endlich dem Menschen zuzuweisen, der sie eindeutig trägt – dem Täter. Nur dann kann das Opfer beginnen, sich selbst eine Tat zu verzeihen, für die es in Wirklichkeit nie verantwortlich war. Nur dann kann das Opfer die Geschehnisse wirklich hinter sich lassen.

10 Trauerarbeit

Die Gesprächspartner im folgenden Sitzungsprotokoll sind beide in der Beratung tätig. Liz und Simon haben gegenseitige Supervision vereinbart, und beide haben gewisse Erfahrungen im Bereich von Behinderung und Krankheit.

Einige Monate vor der Aufzeichnung des Gesprächs hatte Simon einen schweren Herzinfarkt erlitten. Nachdem er eine Weile auf der Intensivstation gelegen hatte, durfte er das Krankenhaus verlassen, wurde aber kurz darauf wieder eingeliefert. Nach diesem zweiten Krankenhausaufenthalt kehrte er nach Hause zurück und erholte sich langsam, aber stetig. Da Simon sehr schnell ermüdete, außer Atem geriet und auch seelisch geschwächt war, mußte Liz in der Beratungsbeziehung immer wieder überprüfen, wieviel sie Simon „zumuten" konnte, wieviel von seinen Gefühlen er ertragen konnte.

Wir haben versucht, durch die Zeichensetzung im Transkript die vielen Pausen und Unterbrechungen anzuzeigen, die Simons Kurzatmigkeit und Ermüdung verursachten.

Sie werden schnell merken, daß auch Liz ziemlich frustriert über Simons Zustand war. Es erschien ihr aber sinnvoll, die eigenen Emotionen zu ignorieren. Es war eine der Situationen eingetreten, in denen es besser ist, keine Kongruenz einzusetzen, dem Klienten die eigenen Gefühle nicht zu zeigen. Um ihren Kummer und das Gefühl der Unfähigkeit aufzuarbeiten, das diese Sitzung bei ihr ausgelöst hatte, suchte Liz sich eine andere Supervisorin.

Falls es Sie – wie uns – interessiert, wie „die Geschichte ausging", Simon hat sich recht gut, wenn auch nicht vollständig erholt. Er konnte die Gefühle und Erfahrungen mit Liz aufarbeiten, als er selbst einen Klienten hatte, der mit dem eigenen – möglicherweise baldigen – Tod konfrontiert war. (L = Liz, S = Simon)

L: Hi.

S: Hi, Liz. Komm' rein. Setz' dich. Schön, dich zu sehen.

L: Ich freue mich auch. Es gibt all diese dummen Sprüche – wie – du siehst heute viel besser aus als beim letzten Mal ...

S: Ach, hör' doch auf ...

L: Ich hab' doch gesagt, es sind dumme Sprüche.

S: Die Leute sagen, ich sehe – sehe gut aus. Ich schaue in den Spiegel und sehe verdammt beschissen aus. Mein Gesicht – ich sehe aus wie ein alter Mann. Jeder behauptet, ich sehe schon viel besser aus ... warum wollen sie mir was vormachen, reden immer wieder das selbe dumme Zeug, wenn sie doch wissen, daß ich weiß ...

L: Du hast mich erwischt – ich bin dir in die Falle gegangen – ich sollte dich wirklich besser kennenlernen.

S: [Sehr scharf] Wie meinst du das, mich kennenlernen?

L: Ich meine – daß – obwohl das Du, das ich kenne immer noch da ist und immer noch zugänglich ist, irgendwie sind da noch andere Dinge, ehm.

S: Ich *will* sie nicht haben. Ich will das Ich sein, das ich kenne. Schau, Liz, wenn ich nicht Ich sein kann, will ich gar nichts sein. So sehr hänge ich nicht am

Leben, daß ich es total umkrempeln möchte, jemand ganz anderes sein. Wenn ich nicht Ich sein kann, will ich nicht leben.

L: Also „Ich" zu sein und ein anderes Leben zu führen –

S: Ich kann nur ich selbst sein. Wenn ich nicht Ich sein kann, will ich nicht leben.

L: Ich sein. Ich habe gerade eben gesagt, die Unterschiede, die mich unsicher machen, das siehst du ja – ich weiß selbst nicht genau, was ich meine, aber ...

S: Ich kann mein körperliches Ich nicht von dem anderen trennen, die beiden gehören zusammen – ich möchte leben – ich kann kein Leben führen – ich will kein Leben und das ...

L: Sprichst du vom Sterben?

S: Ich rede davon, daß *ich* sterbe. Lassen wir doch die Beschönigungen, ja? Ich spreche davon, daß ich sterbe. Und das ist okay. Darüber zu reden ist okay. Darüber zu reden ist mehr als okay, Liz es ist unbedingt nötig, weil einige Dinge erledigt werden müssen, sie, Vorbereitungen, Dinge ... Wenn ich sterbe, und das ist – das ist – ziemlich wahrscheinlich, dann brauche ich irgendwie einen Notar und muß mein Testament erneuern. Ich muß aufstehen und es beglaubigen lassen. Das ist wirklich das – das Wichtigste. Ich muß – ich will – entweder irgendwie in das Büro kommen, irgendwie hingehen; bevor ich den Herzanfall hatte –

L: Das habe ich jetzt zum ersten Mal von dir gehört.

S: Was?

L: Der Herzanfall.

S: Wie denn – was?

L: Na ja, bevor 'es' passierte, 'bevor ich krank war' ...

S: Na ja, das habe ich hinter mir, ich brauche das nicht, ich brauche diese Euphemismen nicht mehr. Die Leute verstehen das nicht, daß ich darüber reden kann. Sie behandeln mich plötzlich, als wäre ich jemand ganz anderes; manche Leute behaupten, ich habe mich total verändert – das ist das Problem, sie sagen verdammt noch mal nichts, aber sie behandeln mich so, wie ein rohes Ei – sie lassen mich nicht darüber reden, über den Herzinfarkt, sie sprechen es nicht aus, sie drücken sich ganz vorsichtig aus, reden mit gedämpften Stimmen – sie sagen solche Sachen wie du, als du reinkamst, du , ausgerechnet du kommst rein und sagst, ich sehe besser aus, ich sehe verdammt noch mal überhaupt nicht besser aus, nein ... Und andere Leute sagen, ich soll mir keine Sorgen machen, alles wird gut, ich – sie – sehen den Tatsachen einfach nicht ins Gesicht – wenn ich durch – das Zimmer – laufe – um Himmelswillen, es ist schwer genug, durchs Zimmer zu laufen – starren mich die Leute – entweder an – oder – sie schauen bewußt weg – sie rechnen damit, daß sie mich jeden Moment aufheben müssen – wenn ich umkippe – verdammt noch mal umfalle, was ist – ist–

L: Darf ich dich mal kurz unterbrechen? Ich werde ganz durcheinander, ich muß das jetzt mal sortieren ... na ja, da ist so einiges – also erstmal ist da irgendwo ein Widerspruch, ich denke, du solltest dir das mal selbst klarmachen, zuerst hast du nämlich gesagt, daß dein körperliches Du du sei und du nicht mehr du selbst sein könntest, wenn sie dich nichts tun lassen. Daß du nicht weiterleben willst, daß du lieber sterben würdest, als nicht mehr das körperliche Du zu sein, das du warst.

S: Das stimmt. Und es ist nicht nur das –

L: Nein –

S: Weil der körperliche Teil auch mit dem Rest von mir zusammenhängt –

L: Mit dem Rest von dir. Ja. Und dann sagst du ein bißchen später, es seien nicht die körperlichen Dinge, die körperlichen Dinge seien unwichtig, es sei, wie die Leute dich behandeln.

S: Ja.

L: Und dann hast du das Verhalten der anderen weiter beschrieben, mein Verhalten, und mir kam es so vor, als legen dir die Leute Beschränkungen auf, bewachen dich – machen einen Riesenwirbel um dich? ... Worüber ich mir nicht sicher bin, ist, was erschreckt dein Du eigentlich? Sind es die momentanen körperlichen Einschränkungen, mit denen du nach dem Herzanfall zurechtkommen mußt, daß es schwierig ist, durch das Zimmer zu laufen, daß Aufregung sich körperlich auf dich auswirkt, oder ist es wie die anderen Leute –

S: Das kann ich nicht trennen, es hängt alles zusammen –

L: Mm – hm.

S: Es ist verdammt furchtbar, die Treppe hochzugehen. Wenn ich – ich – all die Stufen hochsteige – zu meinem – Schlafzimmer – wenn ich ins Bett gehe – abends – so um halb sechs oder sechs – obwohl ich erst – mittags aufgestanden bin – Wenn ich – zuerst ins Schlafzimmer gehe und mich ausziehe – dann rüber ins Bad gehe – habe ich keine Kraft mehr, um zurück ins Schlafzimmer – zu laufen – ich muß kriechen – kannst du dir vorstellen, wie ich mich dann fühle? Kannst du nicht verstehen – ich – oh – ich – wenn ich mir im Bad das Gesicht wasche, muß ich mich auf einen Stuhl setzen – Sag' nicht bloß 'Mm –hm', das tut mir weh – das tut verdammt *weh* – es – ich will so nicht leben – aber niemand läßt mich diese Dinge *sagen*, ich *möchte* weinen, und – und – keiner läßt mich – sagen, wie furchtbar es ist – niemand läßt mich weinen – wenn ich nur jemandem sagen könnte, daß ich sterben *muß*, weil ich so nicht leben kann. Sie lassen mich nicht mit einem Notar reden, damit ich mein verdammtes Testament schreiben kann. Sie lassen mich nicht ins Büro gehen, nicht einmal anrufen. Ich – ich – ich –

L: Ich höre es, ich höre dir zu. Ich fühle deinen Schmerz, deinen Kummer.

S: Ja ...

L: Ich höre, wie sie dich herablassend behandeln, daß keiner deinen Schmerz akzeptiert, deine Bedürfnisse.

S: Keiner läßt mich –

L: Keiner läßt dich –

S: Mein Leben – mein ganzes Leben – mußte ich – anderen Leuten helfen. Derjenige – sein – der da ist. Bei dem sich die Leute ausweinen können. Und jetzt ... ich kann nicht weinen – nicht wegen mir – wegen *ihnen* – ich darf nicht weinen, weil es andere Leute verletzt –

[In diesem Augenblick laufen einige Kinder am Haus vorbei, sie rufen und singen sehr laut ein Lied, das von einem alten Mann handelt.]

89

Es hat nichts damit zu tun – wie ich mich dabei fühle – sogar jetzt – erwarten sie noch von mir – an die Gefühle anderer zu denken – und sie zu respektieren – ich mache das nicht besonders gut, aber so kommt es mir vor, es kommt mir vor, als erwarten sie das von mir – Diese verdammten Kinder, sie singen gerade 'Dieser alte Mann'. Dieser alte Mann! Ich bin *kein* alter Mann. Ich möchte draußen sein, mit diesen Kindern spielen, ich will nicht der alte Mann sein, der zu Hause sitzt, und – wenn ich das – nicht kann – will ich – nicht leben – will – nicht – mehr –

L: Alle anderen stellen immer noch Erwartungen an dich, du darfst nicht weinen oder trauern, weil sie das fühlen läßt –

S: Weil es sie verletzt.

L: Mm.

S: Und gleichzeitig sorgen sie für mich. Und sie machen das so entsetzlich plump – in einer so plumpen Art – daß sie es noch schlimmer für mich machen, sie passen so auf, was sie zu mir sagen – dann – ich bin sicher, sie meinen das nicht so – aber der Schmerz – den sie mir zufügen, indem sie so ein Aufhebens machen – nicht die Wahrheit sagen, indem – sie mich anstarren – und wenn ich wage, darauf zu reagieren, wage – zu fauchen, sie anzufauchen, mich – mich – irgendwie zu beschweren – diese Opfermienen, – die – märtyrerhaften sanften Seufzer, die andere Wange hinhalten, die, die – versteht eigentlich keiner, wie ich mich *dabei* fühle? Liz, können die Leute nicht sehen, daß ich in mir drin noch – noch immer derselbe Mensch bin? Ich habe doch mein Gefühl nicht verloren, glauben die wirklich, ich *weiß* es nicht? Was sie durchmachen? Können – können sie nicht einmal darüber nachdenken, was *ich* durchmache? Gibt es wirklich keinen Platz für mich – nirgendwo?

L: Ich kann dir nur sagen – ich sehe – den Schmerz ...

S: Ich will kein 'Herzpatient' sein – weißt du, als ich im Krankenhaus war – die Krankenschwestern – alle so gnadenlos gutgelaunt, die Physiotherapeuten, na ja, die Physiotherapeuten schrieben mir vor, wie viele Treppen ich laufen durfte. Der – Triumph – aufs Klo zu gehen – das erste Mal, alleine – zur Toilette zu laufen – Keiner hat das verstanden – keiner hat diesen – absoluten Triumph verstanden – wie es war, wirklich auf dem Klo zu sitzen, anstatt – die entwürdigende Bettpfanne zu benutzen – niemand hat verstanden, daß das für mich ein Triumph war. Niemand hat verstanden, wie entwürdigend es für mich war, einen Katheter – in meinen Penis eingeführt zu kriegen. Nicht mal die Kontrolle zu haben – zu pinkeln – wann ich will. Warum konnten sie nicht verstehen, daß ich es entwürdigend fand, daß mir diese Dinge genommen wurden? Daß meine – Teile von *mir* weggenommen wurden? Nicht – einmal *jetzt* verstehen sie, daß sie mich degradieren – wenn sie mich behandeln wie – wie ein Kind – das bei Laune gehalten werden muß. Ich bin ein erwachsener Mann – jedenfalls in den meisten Dingen – Ich denke, ich habe ein Recht, selbst zu entscheiden. Ich will Entscheidungen treffen und darüber reden, ich möchte sicher sein, daß ich das Richtige tue, ich möchte, daß meine Frau richtig Auto fahren kann, so daß sie nicht – angebunden ist, wenn ich sterbe. Ich möchte – es ist eine solche Kleinigkeit, ich habe ein wenig Geld in einem Bauunternehmen, und es ist ein Gemeinschaftskonto, wir müssen beide unterschreiben – ich möchte das ändern – so daß – meine Frau das Geld sofort bekommen kann – so daß sie – finanziell abgesichert ist.

L: Ja ...

S: Die Altersversorgung für Stadtangestellte ist ganz gut – aber, weißt du, das wird Wochen – oder Monate dauern – sie wird hier und da ein bißchen Geld brauchen, und ich habe gesagt, hol' die Formulare, damit es geändert wird, und sie geht einfach nicht hin und holt sie, sie sagt mir, ich soll nicht so reden. Warum sollte ich nicht so reden, wenn *ich* es doch bin, der stirbt, nicht die anderen? Warum – d– warum – darf ich nicht vorsorgen? Es ist so – einfach, es ist – so – naheliegend – so etwas zu tun. Ich weiß, daß ich nicht mehr der bin, der ich war – MEIN GOTT, es tut so weh, das zu sagen – aber es ist tief in mir immer noch etwas übrig – können die Leute das bißchen, das noch da ist, nicht erkennen? Ich ... will einfach nicht, daß dieser Teil von mir stirbt – will nichts tun, damit ich sterbe. Ich habe das schon mal erlebt – das hier ist anders – Gestern war ich draußen spazieren – bis an die Kreuzung, weißt du, wie weit das ist? Es sind – ungefähr – nun, zwanzig Meter? Bestimmt nicht mehr – und was passiert? – Ich muß – eine Mauer suchen [schluchzt] um mich – hinzusetzen – um wieder zu – Atem zu kommen – und die Leute – Leute starren mich an – einer – einer, den ich ziemlich gut kenne – hat – mich gesehen – gesehen – wie ich da sitze, und – und geht auf die andere Straßenseite –

L: Wo ich die Zerrissenheit empfinde, ist, vor ein paar Minuten hast du gesagt, daß niemand akzeptiert oder sieht, wie deine körperliche Veränderung dein eigentliches Du verändert hat, und jetzt sagst du, keiner scheine zu sehen, daß du immer noch da bist, und daß es dich erniedrigt und frustriert, daß sie *dieses* Du – *dieses* Du, das, wie du gesagt hast – nicht einmal bis zum Ende der Straße laufen kann, nicht akzeptieren. Mir scheint, da sind für dich so viele Widersprüche, so viele Dinge passieren zur selben Zeit, so –

S: Tu' doch nicht so groß, Liz, was zum Teufel erwartest du? Liz – bis vor zwei Monaten war ich ein aktiver Mittfünfziger. Ich hatte gerade geplant – in einigen Tagen – nein, eigentlich stand es schon fest – mit einer Horde Kinder wegzufahren, Campen – in die Bergen – ehm, Bergsteigen, Kanufahren – und – Reiten – volle Aktion – eine Campingfahrt – und JETZT! Ich kann nicht einmal bis ans Ende der Straße gehen, und du erwartest, daß ich mich nicht zerrissen fühle?

L: Ich glaube nicht, daß ich gesagt habe, ich erwarte, daß du nicht zerrissen bist. Ich habe nur versucht zu erkennen, was mit dir vorgeht –

S: Natürlich bin ich hin und hergerissen – ich will nicht so sein. Wenn ich nicht Ich sein kann, will ich sterben – ich will nicht leben – der Zeitpunkt ist egal – es ist sowieso alles eine Frage der Zeit – aber es ist nicht mehr viel übrig, das ich tun möchte – Es gibt nur ein paar Dinge, die ich – abwarten möchte. Mein ältester Sohn, er und seine Frau – haben es uns vor – zwei Wochen gesagt – ich würde sein Baby gerne noch sehen – ich möchte noch so lange warten, bis mein anderer Sohn nach Hause kommt. Aber ich glaube, das ist wirklich egoistisch – trotzdem würde ich ihn gerne noch einmal sehen.

L: Du hast gesagt, du würdest nichts tun, um zu sterben. Mir kommt es so vor, als hättest du dich entschieden, genau das Gegenteil zu tun. Ist es wirklich das Baby oder dein jüngerer Sohn, für die du kämpfst – oder kämpfst du für dich selbst?

S: Ich weiß es nicht. Ich weiß es nicht.

L: Denn ich spüre ganz stark, daß du kämpfst. Du bekämpfst den Teil, der sterben möchte. Ich fühle, daß es das Ich ist, über das wir reden, das kämpft und das wartet –

S: Ich will leben – aber es stört mich nicht zu sterben. Beides. Gleichzeitig. Ich will leben und es stört mich nicht zu sterben. Natürlich, an diesem ersten Tag, als ich den Herzanfall gehabt hatte, als ich im Krankenhaus lag, natürlich habe ich da gekämpft. Ja, ich will noch immer leben. Es gibt so viele Freuden – die ganze Freude – wie aufzuwachen und meinen Sohn zu sehen. Sie hat sich sogar auf ihrer Maschine gezeigt, diese Freude. Aber Sterben ist okay. Nur muß ich wirklich mein Leben organisieren.

L: Ja.

S: Und die Leute dürfen mich nicht daran hindern – ich will nicht, daß die Leute mich an *irgend etwas* hindern. Was ich tun kann, das werde ich tun – und was ich nicht tun kann, das kann ich doch verdammt noch mal sowieso nicht tun. Das ist mir jetzt klar geworden.

L: Ja. Und *mir* wird klar, daß du sehr erschöpft bist.

S: Oh, Liz, *so* erschöpft ...

L: Ich komme wieder, wenn du okay bist.

S: Nein, nicht wenn ich okay bin, das reicht nicht. Ich muß – wissen wann, ich brauche etwas, an dem ich mich festhalten kann.

L: In Ordnung. Ich könnte am Freitag, so gegen vier. Wenn das okay ist.

S: Das ist gut. Liz, ich weiß, wir sagen nicht danke – aber ich muß es tun, danke sagen.

L: Danke *dir*. Freitag um vier.

Simon und Liz haben uns vorgeschlagen, die folgenden Auszüge aus einem Brief ebenfalls abzudrucken. Brief und Protokoll bilden, ergänzt durch ein ausführliches Gespräch mit den beiden, die Grundlage für die anschließende Besprechung.

Liebe Liz,

danke für Deinen Brief. Ich fühle mich natürlich sehr geschmeichelt, daß Du das Protokoll unserer Sitzung für ein Lehrbuch benutzen möchtest. Außerdem dachte ich mir, daß es Dich vielleicht interessiert, wie es mir jetzt – zwei Jahre danach – geht.

Ich kann mich an unser Treffen noch sehr gut erinnern. Die Emotionen quollen nur so aus mir heraus, gerade so wie ein Milchtopf, der überkocht. Da war so viel Schmerz, so viel Wut, daß ich einfach nicht mehr an mich halten konnte. Ich hatte das früher oder später kommen sehen.

Jemand anderem mein Herz so auszuschütten, wie ich es in den Wochen nach meiner Entlassung bei Dir getan habe, wäre grausam gewesen. Wären da nicht unsere gemeinsamen Sitzungen gewesen, ich hätte keine Gelegenheit gehabt, den Sturm meiner Gefühle abzulassen.

Ich weiß aber auch noch, wie schmerzlich dieses Treffen für mich war; das Protokoll, das Du mir geschickt hast, hat das alles wieder hochgebracht.

Einerseits war da die enorme körperliche Anstrengung, die es mich kostete, so lange zu reden. Die Kurzatmigkeit und die allgemeine Schwäche, unter der ich damals litt, sind mir immer noch präsent, und auch die Angstgefühle, die sie in mir auslösten. Ich konnte damals nicht ahnen, wie gut ich mich schließlich wieder erholen würde. Niemand hatte mir gesagt, daß ich sehr wohl meine alte Form wiederbekommen könnte, und wenn doch, wollte ich es vielleicht nur nicht hören. Es war mir nur klar, daß ich es nicht würde ertragen können, so geschwächt weiterleben zu müssen.

In der bewußten Sitzung mit Dir erlebte ich den körperlichen Schmerz und meine Ängste sehr plastisch. Andererseits litt ich auch seelische Qualen. Es tat weh, Gefühle zu enthüllen, von denen ich monatelang geglaubt hatte, sie verstecken zu müssen. Auch aus dieser sicheren Entfernung fällt es mir noch schwer, sie zu beschreiben. Es war als hätte ich Teile meines Körpers aus meinem Innersten gerissen. Heute glaube ich, daß ich Dir diese Stücke zeigen wollte, Du solltest sie begutachten und mir erlauben, sie fortzuwerfen.

Am lebhaftesten aber erinnere ich mich an die Erleichterung, als die Sitzung vorbei war. Bitte verstehe mich nicht falsch, ich möchte damit sagen, daß es für mich ungeheuer erleichternd war, diesen operativen Eingriff hinter mich gebracht zu haben. Ich fühlte mich gereinigt. Es war, als ob all der Schmutz der vergangenen Monate von mir abgewaschen worden wäre. Das heißt aber nicht, daß all der Ärger, all der Schmerz verschwunden oder weggezaubert wären. Tatsächlich ist viel davon geblieben. Aber ich hatte immerhin ein Ventil gefunden.

Es ist schade, daß ich diese negativen Gefühle nicht ganz ablassen konnte. Ich bin immer noch ein wenig verletzt, ein wenig ärgerlich. Ich trauere den Dingen nach, die ich nicht mehr tun kann. Eigentlich trauere ich sogar den Dingen nach, die ich ohnehin nie getan hätte. Ich glaube, ich trauere um die fehlende Entscheidungsmöglichkeit. Ich behalte etwas von meinem Schmerz und meiner Wut, und ich nehme an, das hat auch sein Gutes. Wut kann sehr konstruktiv sein, und sie spornt mich zu Leistungen auf Gebieten an, an die ich vor meinem Herzanfall keinen Gedanken verschwendet habe.

Zur Zeit unseres Gesprächs war ich fast allen Dingen gegenüber negativ eingestellt, ganz besonders aber mir selbst gegenüber. Ich fühlte mich nicht mehr wie ein Mensch, ich kam mir vor wie ein kaputtes Ding. Ich war für nahezu alles zu schwach, und die verbliebene Kraft brauchte ich, um am Leben zu bleiben.

Ich war nutzlos. Hätte man mir damals gesagt, daß ich einmal zu einem Lehrbuch beitragen könnte, hätte mir das einen gewissen Wert verliehen. Zu wissen, daß ich irgendwann noch für irgend jemanden von Nutzen sein würde, wäre für mich ein Geschenk von unschätzbarem Wert gewesen, und ich bedaure, daß ich es nicht erhalten habe.

Alles Gute

Simon

10.1 Besprechung

Wie schon am Anfang dieses Kapitels erwähnt, haben wir sowohl den Brief als auch das Transkript mit den Beteiligten ausführlich diskutiert. Es ist wichtig, sowohl die negativen als auch die positiven Beratungselemente zu betrachten, welche die aufgezeichnete Sitzung beinhaltet.

Simon hielt Liz für die einzige Person, der er seine Emotionen, seinen Kummer, seine Wut, seine Frustration und seine Verstörtheit offenbaren konnte. Er glaubte, Liz würde seine Gefühle verstehen und könne seine Wut und seine pessimistischen Gedanken ertragen. Interessant ist es auch, daß Simon in dieser Sitzung seine Krankheit zum ersten Mal als *Herzanfall* bezeichnete und durch Liz ermutigt wurde, die Worte *Tod* und *sterben* zu verwenden, anstatt beschönigende Begriffe zu benutzen. Simon konnte außerdem einen Teil seiner Wut zum Ausdruck bringen, indem er sie an Liz ausließ, als sie scheinbar die unüberlegten Bemerkungen wiederholte, die andere machten. Er war sicher, daß sie mit seiner Wut umgehen könnte und nicht abweisend, beleidigt oder herablassend reagieren würde. Das bedeutete ihm viel.

Für Liz war die Angelegenheit schwieriger. Simons Herzanfall und die anschließende extreme Schwäche, die sehr reale Angst, er könne sterben, hatten sie sehr schockiert und getroffen. Es fiel ihr schwer, ihn über seinen Tod und seine Qual sprechen zu lassen, besonders, da sie ihre eigenen Empfindungen nicht einbringen durfte, wie sie es in früheren Sitzungen immer getan hatten. Außerdem fühlte sie sich mit der neuen Aufgabe überfordert, ständig überprüfen und kontrollieren zu müssen, wie weit Simon seine Gefühle, die ihn körperlich stark belasteten, zum Ausdruck bringen durfte.

Ihre Hauptaufgabe in der Sitzung war jedoch, Simon Feedback zu geben und dadurch die Situation zu klären. Am besten kehren wir zum Protokoll zurück, um zu untersuchen, an welchen Stellen Liz Simon seine Aussagen vor Augen führte und ob das Simon ermöglichte, tiefer in seine Gedanken- und Gefühlswelt vorzudringen. So sagt Simon zum Beispiel ziemlich zu Beginn des Gesprächs: "Schau, Liz, wenn ich nicht Ich sein kann, will ich gar nichts sein."

Im folgenden greift Liz diese Aussage mehrfach auf, und schließlich wagt sie es, Simon mit einer eindeutigen Frage zu konfrontieren: „Sprichst du vom Sterben?"

Simon kann daraufhin deutlich machen, welche praktischen Details er für wichtig hält und daß es ihm vorkommt, als wolle man ihn absichtlich an ihrer Ausführung hindern. Er weiß, daß Liz ihn nicht wie scheinbar alle anderen Leute vor den Kopf stoßen, sondern ihm zuhören wird. Jetzt kann er das Kind endlich beim Namen nennen. Er sagt : „ ... bevor ich den Herzanfall hatte" statt wie bisher die ausweichenden Formulierungen 'bevor es passierte' oder 'bevor ich krank war' zu benutzen. Offen und ohne Euphemismen über Krankheit, Tod, Entstellungen und Abweisung zu sprechen ist oft der erste Schritt auf dem Weg zur Lösung der daraus resultierenden Probleme.

Simons Brief, den er schrieb, nachdem er das Transkript zum ersten Mal gelesen und das zwei Jahre zurückliegende Ereignis noch einmal durchlebt hatte, zeigt einerseits, wie weit er mit seiner Lösungsfindung vorangekommen ist, andererseits aber auch, wie sehr ihn diese früheren Gefühle immer noch beeinflussen. Er kann zum Ausdruck bringen, wie sehr er sich für die Gefühle seiner Umgebung verantwortlich fühlte und wie schlimm und ärgerlich er es fand, daß anscheinend niemand erkannte, wie wenig er in der Lage war, diese Verantwortung zu übernehmen. Er erkennt jetzt die Bedürfnisse, die er damals hatte, und inwieweit die Beratungsbeziehung diese erfüllen konnte.

Ein Aspekt, den Simon nicht zu beachten schien – nicht einmal in seinem sehr viel späteren Brief -, war das Ausmaß der emotionellen Bedürfnisse, welche diejenigen Menschen hatten, die ihn zu umsorgen versuchten. Vielleicht sollte man an dieser Stelle wiederholen, daß Simon seit vielen Jahren als Berater arbeitete und deshalb über ein gewisses Selbstverstehen verfügte. Er erkannte, daß er selbst dringend Hilfe brauchte, trotzdem – oder vielleicht gerade deshalb – vernachlässigte er, was für ihn ganz untypisch war, die Bedürfnisse seiner besorgten Freunde und Angehörigen; er diskreditierte sogar all ihre Bemühungen. Er schien mit seiner eigenen Situation und seinen Emotionen so sehr beschäftigt zu sein, daß er die Gefühle seiner Mitmenschen völlig ignorierte.

In einer solchen Situation könnten im Pflegebereich Tätige den Angehörigen von Patienten die Gelegenheit geben, über ihre Gefühle zu sprechen.

Auch könnten sie möglicherweise das Verhalten, das Simon an den Tag legte, bei einigen ihrer Patienten wiedererkennen und daraus ihre Schlüsse und Konsequenzen ziehen. Am Ende des Briefs wird deutlich, wie nah Simons damalige Gefühle, Wut und Kummer, immer noch unter seiner Bewußtseinsoberfläche liegen. Obwohl er und Liz seitdem die Gefühle in bezug auf seine Krankheit sehr genau analysiert haben, geht er in seinem Brief nirgendwo darauf ein. Er scheint noch zu nah an diesen alten Gefühlen zu sein, und sein indirekter Vorwurf, Liz hätte ihm schon damals mitteilen müssen, daß das Protokoll eines Tages von Nutzen sein könnte, ist völlig untypisch für ihre sonstige Zusammenarbeit. Man sollte eigentlich meinen, er müßte zu schätzen wissen, daß Liz und er seine Trauer aufgearbeitet und ihre wahre Natur erkannt haben.

Wir möchten dieses Protokoll weder als Beispiel dafür wie Beratung „funktioniert" noch als Richtlinie für die Gefühle eines Patienten, der mit dem eigenen Tod konfrontiert ist, präsentieren. Wir halten es nur für ein wertvolles Beispiel für das Bedürfnis eines Klienten, seine Gefühle in einer sicheren Umgebung zu erforschen und zu artikulieren, sondern auch für die Beratungsfähigkeiten, die dafür notwendig sind. Es ist ein Beispiel, wie dieses Stückchen Beratung gehandhabt wurde und was ein Mensch in bezug auf seine erheblichen Einschränkungen und den möglichen Tod fühlt.

Wir hoffen außerdem, daß Simon und Liz demonstriert haben, wie wichtig und wertvoll Beratung ist. Wir haben von Trauer über einen Verlust geschrieben, über einige Gefühle, die mit dem Verlust von Gesundheit und Status einhergehen, und ihre Ähnlichkeit mit den Gefühlen, die bei wirklicher Trauer (über den Tod einer geliebten Person) ausgelöst werden.

Es gibt zahlreiche Lehrbücher und Artikel über Trauerarbeit, und die meisten nennen die verschiedenen Stadien, die viele Menschen durchlaufen, bevor sie sich mit dem Tod einer Person abfinden können. Sie werden oft als Verleugnung, Wut, Kummer, Depression, Verhandeln und – eventuell – Akzeptieren aufgezählt. Obwohl diese Emotionen wahrscheinlich auch von einem plötzlich behinderten Menschen empfunden werden, kann es je nach Persönlichkeit Abweichungen und andere Gewichtungen geben. So erscheint es zum Beispiel unwahrscheinlich, daß Ben sich jemals mit seiner veränderten Situation und seinem neuen Lebensstil abfinden wird.

Es ist wichtig, um die zu erwartenden Emotionen von Menschen zu wissen, die eine geliebte Person verloren haben, und sei es nur, um gegebenenfalls auf die Stärke dieser Gefühle vorbereitet zu sein. Gerade in diesem Bereich der Beratung ist die Fähigkeit des Zuhörens besonders gefragt, und es wird deutlich, wie wertvoll kreatives Zuhören sein kann.

Eine Mitarbeiterin eines Forschungsprojektes zum Thema Trauerarbeit erzählte von ihrem ersten Besuch bei einer Klientin: „Als ich zu ihrem Haus kam, fragte ich mich, was um Himmels willen ich dort eigentlich sollte, und ich dachte daran, still und heimlich wieder zur Bushaltestelle zurückzugehen und nach Hause zu fahren. Aber dann öffnete meine Klientin die Haustür und fing an, von ihrem Kummer über den Tod ihres Mannes und ihrer Einsamkeit zu sprechen, und in der nächsten Stunde machte sie kaum eine Pause zum Atemholen. Mir wurde klar, daß ich nicht Anna Freud oder Mutter Teresa sein mußte, um ihr zu helfen – es war genug, daß ich da war und zuhörte." Nur allzuoft geben Freunde und Angehörige Trauernden keine Gelegenheit, zu erklären und zu artikulieren, wie sie sich wirklich fühlen, wenn diesen danach zumute ist.

Möglicherweise wollen sie den Trauernden davor bewahren, sich eine Blöße zu geben, indem er die Fassung verliert – aber wer wird damit eigentlich geschützt? – oder sie fühlen sich schlecht und unfähig, weil sie an der Situation „nichts ändern" können. Wenn man nicht über den Schmerz redet, wird er schon irgendwann von selbst verschwinden.

Viele Menschen lernen als Kind, daß man bei unangenehmen Dingen wie zum Beispiel einem Autounfall oder etwas Unerfreulichem auf dem Bürgersteig nicht hinschaut. Dieses Verhaltensmuster scheint sich bis ins Erwachsenenalter fortzusetzen und sich auch auf die Trauer von Freunden oder Verwandten zu übertragen. Wenn wir nicht darüber sprechen, verschwindet sie vielleicht von selbst. Geben wir dem Trauernden keine Gelegenheit, über seine Gefühle zu sprechen, können sie ihn auch nicht verletzen oder aufregen (und, was noch wichtiger ist, *uns* nicht betroffen machen). Das kann im Extremfall sogar dazu führen, daß wir die Angelegenheit vollständig ignorieren oder den Trauernden ganz aus unserem Leben ausschließen, gerade so, als ob das Leid dieser Person ansteckend wäre.

Eine junge Frau, die über den Tod ihres Neugeborenen trauerte, sagte bitter: „Ich bin plötzlich unsichtbar geworden. Wenn ich die Straße entlanggehe, bemerken mich nicht einmal die Leute, die ich für meine Freunde gehalten habe, sie gehen sogar auf die andere Straßenseite, wenn sie mich kommen sehen."

Für jeden, der den Trauervorgang durchmacht, ist Beratung sehr hilfreich. Die Bedürfnisse solcher Personen können aber sehr verschieden sein. Manche müssen sich ausweinen, manche müssen ihre Wut über den Tod – oder auf den Menschen, der sie verlassen hat – herauslassen. Eventuell möchten sie über den Verstorbenen reden oder über die Probleme, ohne ihn zu leben. Manche werden schnell mit dem Tod fertig, andere brauchen Jahre. Viele Menschen werden an Jahrestagen oder bei Feiern von ihren Gefühlen übermannt, andere schwelgen sehr gerne in Erinnerungen.

In der Beratungsbeziehung darf und kann der Klient seine Gefühle bewußt erleben und nach außen tragen, ohne daß er sich nach den Erwartungen anderer richten muß, wie und wann er seine Trauerarbeit leisten sollte.

10.2 Trauernde Kinder

Wenn schon Erwachsenen oft jede Gelegenheit genommen wird, ihren Kummer zu artikulieren, weil die potentiellen Zuhörer befürchten, verletzt zu werden, gilt das um so mehr für Kinder. Der Tod wird oft vor ihnen verheimlicht und ihr Bedürfnis zu trauern geleugnet. Kindern, besonders wenn sie noch sehr klein sind, muß der Tod in einfachen Worten und mit für sie verkraftbaren Beispielen erklärt werden. Geheimnisse, Lügen und Halbwahrheiten sind für Kinder häufig wesentlich furchteinflößender als die Realität.

Es gibt ein Sprichwort: „Der Tod gehört zum Leben." Kinder brauchen klare Informationen über die Sachverhalte des Lebens, und während das Märchen vom Klapperstorch Verwirrung und ein gewisses Risiko erzeugt, können Mythen über den Tod panische Angst auslösen. Ein Kind, dem man gesagt hatte, jemand sei 'eingeschlafen und nicht wieder aufgewacht', fürchtete sich vor dem Einschlafen und litt außerdem unter Alpträumen, auch seine Eltern könnten nicht mehr aufwachen.

Kindern in einer Sonderschule erzählte man nicht, daß ein Klassenkamerad gestorben war – das Kind wurde einfach nicht mehr erwähnt. Der Schulleiter behauptete, er schütze die Kinder vor Angst und Traurigkeit. Als eine neue Lehrerin ihrer Klasse erzählte, daß in ihrer alten Schule ein ehemaliger Mitschüler gewesen sei und sie über ihn sprach, verwirrte sie die Reaktion ihrer Schüler sehr. Die Kinder tauschten verwunderte Blicke und tuschelten miteinander. Schließlich brach es aus einem der Kinder heraus: „Aber der ist doch tot!" Als die Lehrerin fragte, wie sie denn auf diese Idee kämen, erklärten ihr die Schüler: „Wenn Leute an dieser Schule sterben, redet niemand darüber, sie verschwinden einfach. Wir fragen nicht, sie erzählen uns ja doch nur, er sei an eine andere Schule gekommen. Wir dachten, Russell sei tot."

Der dreijährigen Lucy sagte man, ihre Lieblingstante wäre im Krankenhaus so krank geworden, daß sie in den Himmel gekommen sei. Erst nach einer ganzen Weile kam heraus, daß das Mädchen das nie geglaubt hatte. Sie war überzeugt gewesen, daß ihre Tante von ihrem Krankenhausbett nicht in den Himmel gelangen konnte, weil sie sich den Kopf an der Zimmerdecke gestoßen hätte.

Halbwahrheiten können zu Verwirrung führen! Kinder, die mit der Wahrheit konfrontiert werden und die nötige liebevolle Unterstützung erhalten, können ihre eigenen Wege finden, sich mit dem Tod abzufinden.

Samantha war sechs und ein Zwillingskind. Ihre Zwillingsschwester war schwerbehindert, die Eltern hatten sich getrennt. Zwar hatte die Mutter manchmal Schwierigkeiten, mit allem alleine fertigzuwerden, aber die Familie war sehr hilfsbereit und liebevoll. Ihren Vater sah Samantha eher unregelmäßig, aber sie liebte ihn heiß und innig. Tragischerweise starb er unter unglücklichen Umständen. Zunächst beschloß die Familie, den Tod so gut wie möglich zu verbergen, und man kam überein, Samantha zu erzählen, ihr Daddy sei „für lange, lange Zeit" weggegangen. Als die Mutter aber mit ihrer Beraterin gesprochen hatte, entschied sie, Samantha die Wahrheit in Worten beizubringen, die sie verstehen konnte.

Sie erzählte ihr, daß ihr Vater so krank gewesen sei, daß man ihm auf der Welt nicht habe helfen können, deshalb sei er in den Himmel gekommen, wo Jesus auf ihn aufpasse.

Einige Wochen später malte Samantha in der Schule ein Bild. Es zeigte zwei Sterne am Himmel, einen großen, den sie als ihren Vater erklärte, und einen kleinen. Der kleine, so sagte sie, sei ihr Kusinchen, das vor etwa achtzehn Monaten gestorben war. Man hatte ihr nie von dem Tod dieser Kusine erzählt, und die Familie hatte geglaubt, Samantha habe sie vergessen. Irgendwie hatte die Sechsjährige das ganz alleine herausgefunden, aber geschwiegen, weil auch die Erwachsenen nicht darüber sprachen. Das scheint für ein Kind eine gewaltige Bürde zu sein. Auch Kinder können zwischen den Zeilen lesen und ihre eigenen Schlüsse ziehen.

Angst und Verstörung entstehen aus Geheimnistuerei, Ausflüchten und Halbwahrheiten; und eine Folge von Angst und Verstörung sind oft Schuldgefühle. Viele Menschen haben Schuldgefühle, wenn ein anderer stirbt, und fragen sich, ob sie irgend etwas getan oder unterlassen und damit den Tod mitverschuldet haben. Solche Gefühle haben sicherlich auch Kinder. Sie beobachten Erwachsene, die unter ihren starken Gefühlen leiden, sind aber oft nicht in der Lage, diese Gefühle zu interpretieren (so kann Kummer leicht als Wut gedeutet werden), und eine geheimnistuerische Atmosphäre kann Schuldgefühle nähren.

In Kapitel dreizehn beschreiben wir den Fall eines Jungen, der davon überzeugt war, an der Krankheit seiner Mutter (und zweier weiterer geliebter Familienmitglieder) schuld zu sein. Kinder (und auch manche Erwachsene) können leicht den Eindruck gewinnen, sie seien verantwortlich für den Tod einer Person, auf die sie wütend waren oder die sie vernachlässigt haben. Ehrlichkeit über den Tod und die Gelegenheit, darüber zu reden und Fragen zu stellen, helfen einem Kind, mit dem Tod fertigzuwerden.

Es gibt einige Hinweise, daß Samantha eine gesunde Einstellung zum Tode ihres Vaters erreichen konnte. Etwa ein Jahr nachdem er gestorben war, fuhr die Mutter mit ihr nach Irland, um das Grab zu besuchen. Ohne jegliches Zögern entschloß sie sich, einen Kieselstein von seinem Grab mit nach Hause zu nehmen. Er liegt jetzt zwischen ihren anderen Schätzen auf einem Regal neben ihrem Bett.

10.3 Der Tod eines Kindes

Am schwersten zu bewältigen ist wohl der Tod eines kleinen Kindes. Eltern und andere Angehörige brauchen häufig besonders einfühlsame Beratung. Genauso wichtig wie den Tatsachen ins Gesicht zu sehen, ist behutsame Unterstützung und Verständnis.

Es mag uns fast das Herz brechen, wenn wir sehen, wie trauernde Eltern den Körper ihres toten Kindes in den Armen halten, aber es ist außerordentlich wichtig, daß sie sich verabschieden können. Eltern, denen man die Möglichkeit nahm, ihr totgeborenes Kind zu sehen und zu halten, bereitet es Qualen, daß die Existenz ihres liebevoll erwarteten Kindes verleugnet wurde. „Man hat ihn behandelt wie ein Stück Abfall", war der tränenreiche Kommentar einer Frau, der man vor vierzig Jahren das Baby vorenthalten hatte, das sie bei einer Fehlgeburt verlor. Ohne den Abschied, der ja auch der Hauptaspekt der meisten Beerdigungsriten ist, kann die Trauerarbeit nicht aufgenommen werden, und der Trauernde versinkt in einem Sumpf aus Kummer.

Kinder, die sich mit ihrem bevorstehenden Tod auseinandersetzen, Kinder, die todkrank sind und den eigenen Trauerfall beweinen, sind ein Thema von Kapitel elf.

10.4 Trauern

Sich zu verabschieden heißt nicht, daß der Verstorbene – Kind, Erwachsener oder ungeborenes Baby – jemals vergessen wird. Das wird auch gar nicht erwartet oder sollte wenigstens nicht erwartet werden. Fotos, Andenken und Erinnerungen sind kostbar, und man sollte sie würdigen und über sie sprechen. Dies nicht zu tun bedeutet, das Leben des Verstorbenen zu verleugnen.

Man kann den Verstorbenen mit einem Faden in einem Gobelin vergleichen, der immer gegenwärtig und ein Teil des Ganzen ist, aber das Gesamtbild nicht dominiert. Auch das allerkürzeste Leben stellt einen solchen Faden dar.

Es ist wichtig, die verschiedenen Stadien des Trauerprozesses zu akzeptieren. Allerdings müssen nicht alle Stufen auftreten, und sie müssen auch nicht immer in der gleichen Reihenfolge und im selben Rhythmus vorkommen. Für wirklich wichtig halten wir nur, daß man Trauernden die Erlaubnis und die Gelegenheit gibt, gemäß ihren eigenen Bedürfnissen über ihre Gefühle zu sprechen. Das kann viele Wiederholungen beinhalten, zusammenhanglose Erinnerungen und Gefühle wie Enttäuschung, Schmerz oder Depressionen, die sich oft untereinander vermischen.

Solange kein Gesprächspartner vorhanden ist, der die Fähigkeit des kreativen Zuhörens beherrscht, solange den Tatsachen nicht ins Auge gesehen und Schönfärbereien benutzt werden, wird die Trauerarbeit immer weiter verschoben und die Emotionen des Trauernden immer mehr in Mitleidenschaft gezogen. Die Benutzung von Formulierungen wie 'entschlafen', 'heimgehen', 'die Augen für immer schließen' oder von zwanghaft komischen Bemerkungen wie 'den Löffel abgeben' sind häufig ein Trick, um die Realität des Todes zu verleugnen, und tragen zu den Ängsten bei, die so viele mit dem Sterben verbinden. Simon brachte zum Ausdruck, wie sehr es ihn erleichtere, bei seinem Gespräch mit Liz die Wörter *Tod* und *sterben* benutzen zu können. Wir alle müssen den Tod akzeptieren.

Bei der Trauerberatung können einige der im Kapitel dreizehn beschriebenen Methoden subverbaler Beratung nützlich sein. Welche Techniken eine Beraterin aber auch benutzt, sie darf keinesfalls Phantasien unterstützen, nach denen die Person nicht gestorben sei, sondern eine lange Reise mache oder in einem fernen Land lebe. Die Beraterin sollte keine Umschweife machen, sondern direkte Worte wählen. Handelt es sich bei dem Trauernden um ein Kind oder einen Erwachsenen mit Lernstörungen, muß sie möglicherweise auch verständliche Informationen über den Tod allgemein und den Sterbevorgang geben. Wichtig ist aber, daß die Botschaft klar und deutlich ist.

11 Einige Spezialgebiete der Beratung

11.1 Unfallopfer

Bisher sind wir bei der Diskussion der verschiedenen Beratungssituationen vorwiegend von langfristigen oder fortschreitenden Beeinträchtigungen des physischen oder psychischen Zustandes des Klienten/Patienten ausgegangen. Durch einen unvorhersehbaren Unfall können aber auch akute Störungen ausgelöst werden. Stößt ein solches Unglück einem jungen Menschen zu, der möglicherweise vorher sehr aktiv und lebenslustig war, so treffen ihn der abrupte Übergang von einem aktiven, selbständigen Leben zur Abhängigkeit, möglichen Schmerzen und die Behinderung besonders hart.

Häufig identifizieren sich gerade junge Menschen, denen ihr Aussehen viel bedeutet, zu einem großen Teil über ihre körperliche Leistungsfähigkeit und Fitneß und beziehen ihr Selbstwertgefühl aus diesen Faktoren. Noch schlimmer ist die Umstellung für sportlich Ambitionierte oder Profisportler. Bei diesen Menschen sind die Gefühle, die aus der akuten Verletzung erwachsen, besonders stark und verwirrend.

Wut über einen erlittenen Unfall stimmt nicht mit dem Stereotyp 'guter Sportler' überein und wird deshalb oft unterdrückt. Angst vor einer bleibenden Behinderung könnte als Schwäche angesehen werden, darum wird sie häufig hinter einer aufgesetzten Fröhlichkeit versteckt; der Betroffene scheint sein derzeitiges Schicksal frohgemut zu ertragen. Die Sorge von Angehörigen und Freunden kann bewirken, daß das Opfer den eigenen Kummer vor ihnen zu verbergen versucht.

Diese starken Emotionen können aber nicht völlig unterdrückt werden. Derjenige, der dem Opfer am nächsten steht, wird wahrscheinlich mit voller Wucht die Wut, Frustration und Enttäuschung abbekommen, die in der Öffentlichkeit unterdrückt werden. Es kann auch vorkommen, daß das Opfer andauernd an der ihm nahestehenden Person herumnörgelt und nahezu Unmögliches von ihr verlangt, was auch die beste Beziehung extrem belasten kann, besonders dann, wenn Außenstehende nur einen ganz reizenden und tapferen Menschen zu Gesicht bekommen, der seine Verletzungen mit bewundernswerter Geduld erträgt.

In dieser Situation sehen wir es als Aufgabe der Beraterin an, dem Klienten zu ermöglichen, seine Gefühle herauszulassen und zu artikulieren, indem sie ihm zeigt, daß sie ein offenes Ohr für ihn hat. Am schwersten wird es dem jungen Menschen fallen, seine Ängste zuzugeben.

Er fürchtet sich nicht nur vor dem, was er sich selbst als mögliche Auswirkungen seiner Verletzungen einredet, sondern er hat auch Angst, sich nach den möglichen Folgen zu erkundigen. Er befürchtet, daß seine schlimmsten Ahnungen bestätigt werden oder daß man ihm nicht die ganze Wahrheit sagen wird. Gibt die Beraterin dem Klienten die Gelegenheit, über seine Ängste zu reden, so bietet sie ihm damit die beste Möglichkeit, seine Probleme zu bewältigen. Es kann aber passieren, daß die Beraterin sich mit fachlichen Fragen konfrontiert sieht, die zu beantworten sie nicht in der Lage ist. In diesem Falle halten es die Autoren für das beste, wenn die Beraterin, falls das mit dem Beratungsabkommen vereinbar ist (anderenfalls wird sich wohl auch der zögerlichste Patient bei Aussicht auf Hilfe zur Zustimmung bewegen lassen), eine fachkundige Person zu Rate zieht.

Es könnte aber auch vorkommen, daß die Beraterin über die Informationen verfügt, nach denen der Klient fragt, aber glaubt, sie ihm eigentlich nicht geben zu dürfen. Sie sollte sich dann zunächst vergewissern, ob diese Annahme auch wirklich zutrifft. Es könnte sein, daß die Beraterin zum Beispiel vertrauliche Informationen über die Prognose des Klienten hat, die sie ihm mitteilen könnte. Vielleicht wäre es sogar am besten, wenn der Klient diese gefürchteten Nachrichten von der Beraterin erhält und sich innerhalb der Beratungsbeziehung mit ihnen auseinandersetzen kann. Wenn die Prognose schlecht oder die Erwartungen des Klienten unrealistisch sind, ist das natürlich keine leichte Aufgabe für die Beraterin. Noch schwieriger wird es für sie sein, wenn keine eindeutige Prognose möglich ist.

Die Beraterin sollte sich zuallererst einmal klarmachen, was sie als Verantwortung dem Klienten gegenüber betrachtet. Kommt sie zu dem Schluß, daß es besser wäre, wenn sie die Frage des Klienten beantwortete, würden wir vorschlagen, daß sie sich an die zuständige Autorität wendet und anbietet, die Aufgabe im Rahmen der bestehenden Beratungsbeziehung zu übernehmen.

Fehlt dem Klienten/Patienten die Gelegenheit, seine negativen Gefühle auszudrücken und damit auszuleben, so kann das zu Depressionen führen.

Diese Depressionen können sowohl offen und leicht erkennbar als auch verdeckt sein. Es ist nur zu leicht, versteckte Depressionen zu übersehen und die vorgetäuschte Rolle des Patienten zu akzeptieren. Seine Bitte um Hilfe kann aber verschlüsselt sein. Die Beraterin muß also sehr aufmerksam nach den kleinsten Anzeichen Ausschau halten, die darauf schließen lassen, daß ein Klient/Patient ihre Hilfe braucht, und dann sehr vorsichtig darauf eingehen.

11.2 Ältere Menschen

Es hatte wenig mit Simons wirklichem Alter zu tun, daß er wütend und empört war, als er sich in den Worten eines Kinderliedes 'Dieser alte Mann' wiederzufinden glaubte und daß er verletzt widersprach: „Ich bin kein alter Mann!" Er hatte eher das abgestritten, was er mit den Worten 'alter Mann' assoziierte.

Viele Menschen, deren Lebensalter sie zweifellos in die Kategorie „alt" einordnet – egal ob das nun als *älterer Mitbürger, Rentner* oder *Betagter* umschrieben wird -, würden es energisch ablehnen, so bezeichnet zu werden. Einer der Autoren erinnert sich an einen älteren Herrn, der sich furchtbar darüber aufregte, daß man ihn im Krankenhaus mit 'lauter alten Knackern' in ein Zimmer legen wollte. Er verlangte allen Ernstes von seiner Familie, dieses 'Mißverständnis' auszuräumen. Dieser Mann war 83 Jahre alt.

Die meisten von uns haben Probleme mit dem Älterwerden. Wir merken, daß wir nicht alle unsere Pläne in die Realität umsetzen konnten und müssen erkennen, daß die meisten unserer Teenagerträume unerfüllt geblieben sind. Es ist ziemlich ernüchternd, feststellen zu müssen, daß das Erwachsensein, das uns aus der Sicht des Kindes so verlockend erschien, seine eigenen Probleme und Enttäuschungen birgt.

Körperlich erreichen die meisten von uns irgendwann ein Stadium, in dem sie merken müssen, daß Tätigkeiten und physische Leistungen, die sie als selbstverständlich erachtet hatten, immer schwerer fallen oder gar unmöglich werden. Viele von uns tragen das Körperbild eines wesentlich jüngeren Menschen in sich, und die plötzliche Erkenntnis, daß andere etwas ganz anderes in ihnen sehen, ist ein ziemlicher Schock. Stellen Sie sich einmal vor, welche Gefühle es bei Ihnen hervorrufen würde, wenn Ihnen zum ersten mal in der U-Bahn ein Platz angeboten wird. Oder haben Sie dieses lehrreiche Erlebnis schon hinter sich?

Für einen vitalen und geistig regen Menschen ist es schwer, die Vorboten des nahenden Alters zu akzeptieren. Beschleunigen dann noch dann noch Krankheit oder Gebrechlichkeit altersabhängige Verfallserscheinungen, so ist das Verlustgefühl noch stärker.

Ein älterer Mensch muß nicht nur mit dem Verlust der eigenen Fähigkeiten, sondern oft auch noch mit der gefühllosen und herablassenden Behandlung durch seine Mitmenschen zurechtkommen. Für einen alten Menschen ist es ein Affront gegen seine Würde und Selbstachtung, nur noch als *Mütterchen* oder *Väterchen* oder – noch schlimmer – als *Opa* oder *Oma* tituliert zu werden. Diese Kränkung wird keineswegs durch die Zuneigung, die häufig hinter solchen Anreden steckt, aufgewogen. Genausowenig kann er – als Angehöriger einer Generation, die es noch gewohnt ist, mit Sie und *Herr* ... oder *Frau* ... angesprochen zu werden, und welche die Benutzung von Du und dem Vornamen als respektlos empfindet – akzeptieren, daß ihn Wildfremde mit seinem Vornamen ansprechen, was übrigens eine weit verbreitete Unsitte ist.

Der Verlust von Würde und Selbstachtung ist leider eine der Erfahrungen, die ein älterer Mensch im Krankenhaus oder Altersheim macht. Aufgewachsen in einer Gesellschaft und Zeit, in der nicht einmal der Ehepartner den nackten Körper sehen durfte, empfindet er die Verletzung seiner Privatsphäre als entwürdigend und demütigend. Selbst wenn er sich an die notwendigen Untersuchungen durch Krankenschwestern, Ärzte oder Therapeuten gewöhnt haben mag, sind ihm die Blicke Fremder unerträglich. Wie oft sieht man, wie ein älterer Patient, der – dürftig bekleidet mit einem OP-Kittel – durch die Krankenhauskorridore geschoben wird, verzweifelt versucht, sich einen Rest seiner Würde zu bewahren, indem er sich hinter einem viel zu kleinen Laken versteckt. Wir konnten mehrfach beobachten, wie sich ältere Damen mit unbarmherzig entblößten Beinen den Flur entlangtasteten, weil ein Arzt oder Therapeut ihren Gang beurteilen oder eine Prothese begutachten wollte.

Plötzliche Krankheit und Invalidität, wie zum Beispiel nach einem Schlaganfall, kann den ohnehin schon belasteten Patienten zusätzlich verwirren. Es ist wohl kaum überraschend, daß sich viele ältere Menschen da in eine Art Gottergebenheit flüchten, die in krassem Gegensatz zu ihrem früheren Charakter stehen kann. Andere wiederum werden schwierig, streitsüchtig und unvernünftig. Die Rolle des Stationsunikums oder des greisen Enfant terrible mögen Ihnen vertraut sein. Wir müssen erkennen, wie leicht es passiert, daß ältere Patienten stereotypisiert werden und man ihnen den Respekt versagt, der jedem Individuum zusteht und der sich bei einem jüngeren Klienten fast von selbst einstellt.

Die Beratung eines alten Menschen muß oft damit beginnen, daß Respekt und Hochachtung gegenüber den Fähigkeiten einer Person bewiesen werden, die ihre Stärken als unwiederbringlich verloren ansieht. Aus falschem Stolz und einer veralteten Auffassung von „gutem Benehmen" heraus mag es diesem Menschen widerstreben, anderen seine Gefühle zu offenbaren, zuzugeben, daß er sich gedemütigt und entwürdigt fühlt.

Trotzdem kann die Beraterin, nachdem sie eine Beziehung zu ihrem Klienten aufgebaut hat, die von Achtung und Anteilnahme bestimmt wird, diesen dazu bewegen, seinen Gefühlen Ausdruck zu verleihen. Sie kann dabei mit einer versteckten Frage vorgehen: „Es muß jemandem, der so selbständig ist wie Sie, schwerfallen, auf Hilfe angewiesen zu sein", aber genauso wirkungsvoll kann ein persönlicher Kommentar sein: „Ich wüßte nicht, wie ich damit fertigwerden sollte, daß ich plötzlich Hilfe bei etwas brauche, was ich jahrelang allein machen konnte."

Genau wie beim Umgang mit jüngeren sprachunfähigen Klienten ist es wichtig, grundsätzlich davon auszugehen, daß die Person, mit der Sie sprechen, ein intelligenter und wacher Mensch ist, der Würde und Selbstachtung ebenso sehr braucht wie wir selbst.

Wir alle werden – außer unser Leben wird durch Unfall oder Krankheit vorzeitig beendet – erleben, was es heißt, alt zu sein. Vielleicht fürchten wir uns davor; vielleicht denken wir gar nicht weiter darüber nach; vielleicht freuen wir uns auch darauf. Aber eines ist sicher: die Lebensqualität unserer alten Tage wird nicht nur von unserer gesundheitlichen und finanziellen Situation abhängen, sondern auch davon, wie unsere Mitmenschen mit uns umgehen.

11.3 Kinder

Solange wir nicht vorzeitig durch Unfall oder Krankheit sterben, werden wir alle erleben, was es heißt, alt zu sein, und wir haben ausnahmslos alle eine Kindheit durchlebt, auch wenn sich unsere Erfahrungen dabei stark unterscheiden mögen. Die meisten von uns dürften jedoch eines gemeinsam haben: die Erinnerung daran, daß die Erwachsenen ihnen nicht zuhörten, wenn sie etwas Wichtiges zu sagen hatten, daß sie ihre Ansichten nicht für voll nahmen und ihre Wahrnehmungsfähigkeit unterschätzten.

Hören wir Kindern wirklich zu und respektieren, was sie zu sagen haben, so legen sie oft ein Verständnis an den Tag, das diejenigen verblüfft, die glauben, sie seien 'noch zu jung, um es zu erfahren', besonders wenn das Kind krank oder behindert ist. Antworten und Erklärungen müssen zwar vielleicht vereinfacht werden, dürfen aber niemals verkehrt sein.

Claire war erst drei, als sie mit Hilfe einer Symboltafel fragte: „Warum ich Rollstuhl?" Man fragte sie: „Möchtest du wissen, warum du nicht laufen und sprechen kannst? Was mit dir passiert ist?" Sie bejahte, schien aber noch etwas auf dem Herzen zu haben. Sie wurde dann gefragt: „Möchtest du wissen, warum es gerade dich getroffen hat und nicht die anderen Kinder?" und sie antwortete wieder mit Ja.

Eindeutig verdient ein Kind, das solche Fragen stellen kann, ehrliche Antworten. Claire konnte begreifen, daß „... der Teil deines Gehirns, der dafür sorgt, daß dein Körper sich bewegt, verletzt wurde, als du ein kleines Baby in deiner Mami warst", und sie war vorerst mit dieser Antwort zufrieden. Auf die andere Frage antwortete ihr die Beraterin, daß niemand wisse, warum es geschehen sei. Niemand sei daran schuld, niemand habe das gewollt und niemand hätte es verhindern können. Claire war ein intelligentes kleines Mädchen und kam in den folgenden Jahren immer und immer wieder auf ihre Frage zurück; sie wollte genauere Informationen und testete die Gefühle der Erwachsenen in bezug auf Behinderung. Es interessierte sie auch, wie ihre Altersgenossen ihre Behinderungen empfanden. Sie konnte ihre Wut und ihre Minderwertigkeitsgefühle ausdrücken und ihre Frustration aufarbeiten.

George war fast dreizehn, als es erste Anzeichen dafür gab, daß er Unterschiede zwischen sich und seinen gesunden Mitschülern bemerkte. Er war ein sehr ruhiges und einfaches Kind gewesen, bis mit der Pubertät Minderwertigkeitsgefühle aufkamen und er zu fragen und über seine schwierigen Gefühle zu sprechen anfing.

In welchem Alter auch immer ein Kind sich seiner Situation bewußt wird, es ist wichtig, ihm zu zeigen, daß man ihm zuhören und es respektieren wird. Erst dann kann es über seine Gefühle sprechen. Genauso – oder vielleicht mehr noch als ein Erwachsener – braucht es diese Gewißheit und ein tiefes Vertrauen, bevor es riskieren kann, seine Gedanken und Gefühle zu offenbaren. Es muß wissen, daß Wut und Eifersucht keine schlechten Gefühle sind, um seine negativen Gefühle artikulieren zu können.

John war sechs, und sein Gesprächskreis diskutierte 'wütend sein'. Er sagte, ja, er sei wütend. Er sei wütend auf seinen Rollstuhl. Als man ihn fragte, ob er genau das sagen wollte, meinte er nein, und als der man ihm einige Wörter zur Auswahl gab, wählte er das Wort *Behinderung*. Auf die Frage, ob es Menschen gäbe, auf die er wütend sei, antwortete er 'mich' und – nach langem Überlegen – 'Mutti'.

John sagte, er sei wütend auf sich selbst, weil er so vieles nicht tun könne. Das weitere Gespräch führte dazu, daß John die Beraterin bat, ihm zu helfen, seiner Mutter zu sagen, daß er sehr wütend auf sie sei, weil sie seine Behinderung nicht verhindert hatte.

Das Treffen mit Johns Mutter war sehr emotionsgeladen, beide konnten endlich den Kummer und die Wut ausdrücken, die sie empfanden. Johns Mutter konnte ihrem Sohn klarmachen, daß sie keinen anderen Sohn als ihn wollte, aber daß sie – natürlich – wünschte, daß er nicht behindert wäre. Ein Strahlen ging über Johns Gesicht, eine unausgesprochene Angst war von ihm gewichen – daß seine Mutter ihn nicht wollte, weil er behindert war.

Wenn schon Ben sich davon überfordert fühlte, daß die anderen von ihm erwarteten, sein Schicksal geduldig und frohen Mutes zu ertragen und Schuldgefühle hatte, weil er diese Forderungen nicht erfüllen konnte, wie furchtbar müssen solche Erwartungen für ein kleines Kind sein? Trotzdem verlangen wir solche Dinge von Kindern.

Versagt eine Süßigkeit oder eine Streicheleinheit, eine Grimasse oder ein Witz, so nehmen wir an, das Kind habe Beschwerden oder Schmerzen. Wir können dann die nötigen Maßnahmen ergreifen und brauchen keinen Gedanken daran zu verschwenden, daß das Kind wütend oder traurig über etwas ist, das wir nicht ändern können.

Es ist kein Zufall, daß Besucher einer Schule für Körperbehinderte anschließend fast immer sagen: „Sie sehen alle so glücklich aus." Natürlich sehen sie so aus. Das ist es doch, was wir von ihnen erwarten – unerbittlich und unbarmherzig.

Wenn Ihnen das zu hart erscheint, brauchen Sie diesen Kindern nur Verständnis entgegenbringen und ihnen Gelegenheit geben, über ihre wahren Gefühle zu reden. Von der Forderung, „glücklich" zu sein befreit, kann das Kind über andere, schmerzhaftere Gefühle sprechen. Es kann dann beginnen, seine Probleme aufzuarbeiten, und ein „wirkliches" Kind wird entstehen – manchmal fröhlich, manchmal traurig, manchmal wütend, manchmal voller Freude. Wir werden plötzlich ein völlig normales Kind sehen, das nur einige zusätzliche Probleme hat, die von seiner Krankheit oder Behinderung verursacht werden. Diese Probleme werden nicht verleugnet oder beschönigt, und das Kind kann mit Hilfe der Beratung Wege finden, mit seinen Schwierigkeiten zu leben, genau wie ein Erwachsener das kann.

11.4 Schwerstkranke

Gerade in bezug auf tödliche Krankheiten können Kinder uns eine Menge beibringen. Manche Kinder jedoch, wie auch manche Erwachsene, scheinen die Natur degenerativer oder tödlicher Krankheiten nicht zu erkennen.

Peter war zwölf und litt an Duchenne-Muskeldystrophie. In nur drei Jahren war er vom lebhaften Kind zu einem Jungen geworden, der auf einen elektrischen Rollstuhl angewiesen war. Er konnte nicht einmal mehr die Kappe von einem Filzstift abziehen, um seine winzigen, detaillierten Bilder auszumalen. Bei einem Gruppengespräch behauptete er jedoch, bereits behindert zur Welt gekommen zu sein und daß er niemals hätte gehen oder seine Hände benutzen können.

Mrs. Johnson war sechzig und erholte sich gerade von den Strapazen der letzten von vier aufeinanderfolgenden Krebsoperationen. Sie sprach freudestrahlend von ihrer vollständigen Genesung.

Matthew litt ebenfalls an Duchenne-Muskeldystrophie und war auch zwölf. Er fragte eine Lehrerin, warum niemand über den Tod spreche. Sie gab die Frage an ihn zurück, und er antwortete: „Na ja, es ist, weil Sie glauben, daß ich sterben werde, nicht wahr? Natürlich sterbe ich. Aber Sie wissen nicht wann, oder? Der Tod sitzt jedem im Nacken. Sie könnten heute abend auf der Heimfahrt unter einen Sattelschlepper geraten! Also, warum glauben die Leute, daß es für mich eine große Geschichte sein muß?"

Frank war 59 und hatte einen inoperablen Tumor. Die Zeit vor seinem Tod verbrachte er damit, seine Angelegenheiten ins reine zu bringen. Er sprach lange mit seiner Frau und den drei Kindern, sie rekapitulierten die guten und schlechten Zeiten und beseitigten alte Unstimmigkeiten und Mißverständnisse. Er trat mit all den alten, vernachlässigten Freunden in Kontakt und verbrachte viel Zeit mit denen, die ihm nahestanden. Er verheimlichte seine Wut und seinen Kummer über sein verkürztes Leben nicht, beklagte offen seinen eigenen Trauerfall und hörte sich an, wie seine Angehörigen empfanden.

Für Peter und Mrs. Johnson war es vielleicht die einzige Möglichkeit, mit ihrer Situation fertigzuwerden, indem sie ihre Krankheit ignorierten; bei Mrs. Johnson kam auch noch hinzu, daß sie ihre Familie vor Kummer schützen mußte. Paul hat vielleicht von seiner Familie gelernt, daß es Tabuthemen gibt. Wir werden es nie erfahren.

Matthew und Frank entschieden sich dafür, sich mit ihrem eigenen Tod auseinanderzusetzen, und beide erhielten die notwendige Unterstützung und Hilfe. Frank konnte beruhigt sterben, obwohl er körperlich sehr litt, und seine Familie konnte ohne Schuldgefühle trauern. Matthew schöpfte sein kurzes Leben voll aus; er starb sehr plötzlich, etwa drei Monate nach dem angeführten Gespräch.

Natürlich sollte man niemandem Informationen aufzwingen, um die er nicht gebeten hat oder die er nicht aufnehmen kann. Aber niemand wird um diese Informationen bitten können, wenn man ihm nicht die Gelegenheit dazu gibt oder seine unausgesprochene Bitte nicht wahrgenommen wird.

Fast alle, die auf Kinder-Krebsstationen arbeiten, vertreten die Auffassung, daß die Kinder genau über ihre Krankheit Bescheid wissen sollten. Die Kinder auf solchen Stationen schockieren den unvorbereiteten Außenstehenden oft dadurch, daß sie ihren Zustand fraglos hinnehmen; und das nicht, weil sie nicht um die Konsequenzen wüßten, das Gegenteil ist der Fall. **Das Wissen ist fast immer weniger erschreckend, als Spekulationen aus Unkenntnis.**

Der eigene Tod erfordert die gleiche Trauerarbeit wie jeder andere Todesfall. Frank sagte immer wieder, daß er sich glücklich schätzte, sich auf den eigenen Tod vorbereiten zu können. Wir glauben, daß wir nicht das Recht haben, irgend jemandem – Kind oder Erwachsenem – diese Möglichkeit vorzuenthalten.

Unwissenheit erzeugt Angst. Wir können da nur an die Frau erinnern, die, als sie erfuhr, daß sie MS hatte, sagte: „Gott sei Dank, jetzt weiß ich endlich Bescheid. Jetzt kann ich damit weiterleben."

12 Ethnie, Kultur und Religion

Selbstverständlich muß sich eine Beraterin auf Ethnie, Kultur, Geschlecht, Religion und Sprache eines Klienten einstellen können, und man kann nur hoffen, daß sie genügend Selbstverstehen entwickelt hat, um offenen Rassismus, zum Beispiel in ihrem Verhalten oder ihren Einstellungen vermeiden zu können.

Meist sind es jedoch verdeckte Vorurteile und Stereotypen, die sich – ungewollt – in unsere Worte und Gedanken einschleichen. Das wird vielleicht am ehesten klar, wenn man die folgenden (leider nicht frei erfundenen) Kommentare betrachtet und darüber nachdenkt, was sie über ihre Urheber und deren versteckte Gefühle gegenüber bestimmten Personengruppen aussagen.

„Er kommt garantiert zu spät. [Lachen] Die sind doch nie pünktlich." – Therapeut über einen Klienten.

„Sieht sie nicht wie eine typische Klientin aus?" – Sozialarbeiter.

„Du mußt natürlich bedenken, sie hat einen Wasserkopf." – Gespräch zwischen Beraterin und Supervisorin über eine Klientin.

„Die sind natürlich immer streng zu ihren Töchtern." – Lehrer über die Eltern einer Schülerin.

„Dabei sieht er doch so gut aus. Wirklich eine Verschwendung, daß er schwul ist." – Gespräch unter Krankenschwestern.

„Warum sollte sie sich Sorgen über Sex machen, sie ist doch weit über sechzig." – Chirurg über eine Patientin.

Der Leser mag für sich selbst den Satz: 'Er/Sie ist ein/eine typische ...' vervollständigen.

Wie können im Pflegebereich arbeitende Menschen, die solche – häufig vorkommenden – Kommentare abgeben, sich in einen Klienten hineinversetzen, der aus einem anderen Kulturkreis stammt?

Gill Brearley versuchte – im Rahmen einer Beratung – eine Jugendliche zu mehr Unabhängigkeit zu ermutigen. Die Familie des Mädchens stammte aus Indien. Die junge Frau erzählte der Beraterin, daß sie ihre Eltern und ihre Kultur sehr liebe und achte, ihr ganzes Leben aber in einer westlichen Gesellschaft verbracht habe. Sie glaubte, es sei unrealistisch von ihren Eltern, zu erwarten, daß sie deren Lebensstil bedingungslos übernehme. Die Gefühle, die das bei der Beraterin auslöste, waren erstens, daß die Eltern die Unselbständigkeit ihrer Tochter noch verschlimmerten und zweitens, daß sie das Mädchen ermutigen müsse, sich ganz von ihren Eltern zu lösen.

Das Dilemma der Klientin, einer heranwachsenden jungen Frau von asiatischer Herkunft, die behindert war, bestand darin, daß sie in einer westlichen Gesellschaft lebte und zusehen mußte, wie ihren Altersgenossinnen wesentlich größere Freiheiten gewährt wurden als ihr. Andererseits aber wollte sie ihre geliebten Eltern nicht verletzen und nicht gegen ihre Kultur, die ihr viel bedeutete, verstoßen. Auch die Eltern steckten in einem Dilemma. Sie hatten nicht nur eine junge Tochter, die geliebt, geschützt und innerhalb der Familie gut behütet werden mußte, sondern diese Tochter war – dem Willen Gottes gemäß – obendrein noch behindert und mußte deshalb noch sorgsamer beschützt werden. Und schließlich stand auch noch die Beraterin vor einem schmerzlichen Dilemma. Sie fühlte sich zwischen ihren Vorurteilen und eigenen Wertvorstellungen, den Familientraditionen, die sie – wenn auch nur auf rationaler Ebene – akzeptierte und den Träumen und Hoffnungen ihrer jungen Klientin hin- und hergerissen.

Viele von uns tappen nur allzu leicht in die Falle der „Farbenblindheit" und versuchen, ohne Rücksicht auf Hautfarbe, Ethnie oder Religion, alle Menschen als gleich zu betrachten. Tatsächlich aber müssen wir in Erwägung ziehen, daß Menschen, die aus einer fremden Kultur stammen, möglicherweise andere Ansichten, Überzeugungen und Wertvorstellungen haben als wir selbst.

Wir sind alle verschieden. Zu behaupten, alle Menschen seien gleich, hieße diese Individualität verleugnen. Ist ein Klient in einem anderen Kulturkreis oder mit einer anderen Religion aufgewachsen, ist es wichtig, ihm seine Andersartigkeit offen zuzugestehen. Dabei kann Rogers' Konzept der Kongruenz zum Einsatz kommen.

Sollte die Kultur des jeweiligen Klienten der Beraterin unbekannt sein, ist es sinnvoll, sich darüber zu informieren. Auch hierbei kann Kongruenz helfen.

Wie auch in allen anderen Beratungsbereichen ist es wesentlich, daß die Beraterin die Einzigartigkeit des Individuums und die grundlegende Humanität, die uns allen gemein ist, anerkennt und würdigt. Genauso wichtig ist es vielleicht zu lernen, die Errungenschaften anderer Kulturkreise und Nationen zu achten. In diesem Zusammenhang ist es positiv, wenn die Beraterin in ihrem Selbstverstehen auf ihre eigene kulturelle Identität vertrauen kann, das heißt, daß sie ihre eigene Kultur schätzt, ohne andere herabzusetzen oder zu stereotypieren. Es ist nur allzu einfach, Menschen in Kategorien einzuteilen. Lag es an den Vorurteilen und Stereotypen anderer, daß Ben die Euphorie vortäuschen mußte, die so oft mit MS assoziiert wird? War Simon, den es so verletzte, von anderen als alter Mann betrachtet zu werden, in Wahrheit ein Opfer der allgemeinen Vorstellung von Alter?

Wir glauben, es ist nötig zu erkennen, daß alle Minderheiten mehr oder weniger unterdrückt werden. Jede Person oder Gruppe, die von der Norm abweicht, wird wahrscheinlich verspottet (Schottenwitze), bedauert (ach, der arme Kerl) oder als minderwertig angesehen (was will man schon anderes von ... erwarten). Die Mehrheit hat die Macht. Das gilt für Behinderte ebenso wie für jede andere Randgruppe.

Gehört ein Behinderter zusätzlich einer weiteren Minderheit an – sei es eine ethnische, religiöse oder sprachliche -, steigt die Wahrscheinlichkeit einer Diskriminierung proportional. Unter diesen Umständen ist für eine erfolgreiche Beratung ein noch besseres Einfühlungsvermögen und ein noch größeres Verständnis seitens der Beraterin nötig. Wir müssen uns bewußt sein, daß es sehr schwer ist, mit Rassismus oder anderen Diskriminierungen fertigzuwerden. Hört die Beraterin genau hin, kann sie von den Ausgestoßenen der Gesellschaft viel lernen.

Ein Klient mit schweren Lernstörungen war sehr stolz auf ein T-Shirt mit dem Aufdruck:

'Etiketten gehören auf Flaschen – Nicht auf Menschen'.

109

13 Subverbale Beratung

Bisher haben wir einen Beratungsprozeß beschrieben, der darauf beruht, daß der Klient mit der Beraterin kommuniziert, indem er Sprache oder (falls er wegen einer Behinderung nicht sprechen kann) alternative Kommunikationsmittel benutzt. Es kommt aber auch vor, daß ein Klient Schwierigkeiten hat, seine Gedanken und Gefühle auszudrücken. Möglicherweise weigert er sich zu verstehen, weil er Angst hat, verletzt zu werden. Vielleicht ist er sich seiner wahren Gefühle gar nicht bewußt oder sie verwirren und befremden ihn derart, daß er sie nicht artikulieren kann. Es gibt andererseits auch Klienten, die sehr wortgewandt und mitteilsam sind und in der Lage zu sein scheinen, ihre Gefühle selbst zu analysieren. Sie reden wie ein Wasserfall und verbergen dadurch ihre wahren Gefühle – sowohl vor sich selbst, als auch vor der Beraterin. Für solche Klienten (aber natürlich auch für alle anderen) kann das, was wir „subverbale" Beratung genannt haben, äußerst wertvoll sein. Was ist darunter zu verstehen?

In Kapitel fünf haben wir beschrieben, wie eine Klientin sich ihrer Gefühle bezuglich ihrer Behinderung bewußt wurde und sie dann akzeptieren konnte. Indem sie sich mit einem Gegenstand in ihrer Wohnung identifizierte, durchlebte sie ihre eigenen Empfindungen, merkte, daß sie sich vernachlässigt und verstoßen fühlte und darüber wütend war. Sie hatte der Beraterin diese Gefühle nicht erklären können, aber nun war sie in der Lage, die „Empfindungen eines Küchenhockers" zu beschreiben.

Dies ist nur eine Methode subverbaler Beratung. Zwar benutzte die Klientin tatsächlich Sprache, aber das, was sie damit zum Ausdruck brachte, ging tiefer als die Übung scheinbar verlangte.

Manchmal kann durch die Verwendung verschiedenster „Requisiten" die Sperre, die der Klient errichtet hat, gelöst werden, so daß er verborgene Gefühle und Erinnerungen durchlebt und diese artikulieren oder demonstrieren kann. Wir werden einige davon beschreiben.

Subverbale Beratung kann vielleicht als eine Technik definiert werden, die es dem Klienten ermöglicht, auf indirektem Wege Zugang zu seinen Gefühlen und Problemen zu finden, sie zu erkennen und aufzuarbeiten.

Subverbale Beratung hat sich besonders bei der Arbeit mit Klienten, die übertrieben viel oder nur sehr wenig beziehungsweise gar nicht reden, als wertvoll erwiesen. Sie wirkt bei Gesunden wie bei Schwerbehinderten, Jung und Alt sprechen auf sie an. Menschen, die in festgefahrenen Bahnen stecken, die sich ihre negativen Emotionen nicht eingestehen können oder wollen, können sich plötzlich weiterbewegen. Subverbale Beratung ist oft der schnellste Weg zu nicht bewußten Erinnerungen. Zu guter letzt enthalten die Methoden der subverbalen Beratung auch spielerische Elemente. Die Übungen machen oft Spaß und befreien das Kindheits-Ich (siehe Kapitel fünf, Transaktionsanalyse), wodurch tiefempfundene, unverfälschte Emotionen freigesetzt werden.

13.1 Auswählen und beschreiben

Die Benutzung von Materialien, aus denen der Klient Stücke auswählt, über die er dann spricht, kann wichtige Gefühle und Erinnerungen freisetzen. *Steine und Kiesel* haben sich als sehr wirkungsvoll erwiesen. Beide Autoren haben eine Sammlung sowohl bearbeiteter als auch an Stränden, in Parks und in Gärten aufgelesener Steine in allen Farben und Formen. Von einem zehnjährigen Mädchen, das unter Lernstörungen litt, wurde berichtet, es sei stark verhaltensauffällig. Man ließ sie mit den Steinen spielen und ermunterte sie, Exemplare auszuwählen, die sie selbst, ihre Familie und ihre Freunde repräsentierten.

Wie es beim Einsatz der Steine oft der Fall ist, schien sie bei der Auswahl nicht lange zu überlegen. Sie betrachtete jedes einzelne Stück, bis sie schließlich entschieden sagte: „Das bin ich." Nachdem sie ihre Wahl getroffen hatte, bat man sie, die Steine auf dem Tisch anzuordnen und etwas darüber zu erzählen.

Ihren eigenen Stein beschrieb sie als: „Ein kleiner, kleiner Stein, irgendwie grau und leicht zu verlieren." Ihr Pflegevater war ein großer Stein und sie kicherte: „Er hat ein Loch (engl. hole), denn er ist so heilig (engl. holy), er ist Pfarrer."

Die Familie hatte sie nah beieinander arrangiert, ihr Stein jedoch stand abseits. Nur eine Freundin befand sich in der Nähe, ein muschelförmiger Stein, der „aussieht wie ein Ohr, und sie kann gut zuhören." Dann wurde ihr vorgeschlagen, die Steine neu anzuordnen, diesmal so, wie sie es sich wünschen würde. Nun stand der kleine graue Stein dicht bei dem Loch-Stein und dem Stein, der für die Pflegemutter stand (einem „hübschen, netten" geschliffenen Türkis). Die Freundin stellte das Mädchen zunächst in die Nähe dieser Gruppe, stieß sie dann aber vehement beiseite, und es brach aus ihr hervor: „Ich will dieses große Ohr hier nicht haben, das alles hört, was ich sage." Die Beraterin fragte zurück: „Sie hört alles?" „Ja," antwortete das Mädchen, „sie ist neugierig und schrecklich, und ich hasse sie."

Nach einer Weile kam heraus, daß diese scheinbare „Busenfreundin" die Klientin mit Lügengeschichten über die Pflegeeltern quälte. Sie hatte dem Mädchen erzählt, sie habe gehört, wie diese darüber sprachen, daß sie das Kind eigentlich nicht haben wollten. Nachdem sie ihre Ängste eingestanden hatte, konnte die Kleine beruhigt und vom Gegenteil überzeugt werden. Sie fing nun an, sich auch in der Realität als Teil ihrer Familie zu fühlen.

Auf fast alle unsere Klienten übten die Steine eine große Faszination aus. Sie trafen ihre Auswahl mit erstaunlicher Sicherheit. Personen mit Sehschwächen fanden entscheidend, wie die einzelnen Exemplare sich anfühlten, und diejenigen Menschen, welche die Steine aufgrund von Behinderungen nicht anfassen konnten, wählten sie anhand ihres Aussehens aus.

Die Methode scheint auch nicht an Wirkung zu verlieren, wenn der Klient sich ihres Einsatzes bewußt ist. Beide Autoren arbeiteten im Rahmen ihrer Supervision mit den Steinen und erhielten unerwartete Einblicke.

Wenn eine Beraterin die Steine bei der Arbeit mit einem Klienten einsetzt, wird sie oft ihre eigenen Vorstellungen davon haben, warum ein Klient einen bestimmten Stein auswählt. Aber wie bei anderen Beratungsmethoden zählt nur das, was der Klient selbst als Motiv empfindet. Die Beraterin kann den Klienten lediglich dazu bringen, seine Beschreibungen genauer zu erforschen, sie zu entschlüsseln und schließlich seine Gefühle zu akzeptieren.

Stoffetzen können ältere, verwirrte Personen oder Alzheimer-Patienten ermutigen in ihrer Vergangenheit zu schwelgen. Sie dienen als Auslöser für vergessene Erinnerungen, und damit für die teilweise Wiedererlangung der alten Identität. Stoffstücke können auch auf ähnliche Art und Weise eingesetzt werden wie die Steine. Oder der Klient sucht sich aus einer Sammlung vieler verschiedener Stoffreste, die eine große Auswahl an Farben, Mustern und Strukturen bieten ein ganz bestimmtes Stück aus und beschreibt es. Auch das kann eine sehr fesselnde Beschäftigung sein und wertvolle Einblicke gewähren.

Farben und Gerüche können herangezogen werden, wenn die Beraterin keine entsprechende Stein- oder Stoffsammlung besitzt. Der Klient stellt sich eine Farbe oder einen Geruch vor, die er mit einer bestimmten Person oder Situation in Verbindung bringt, und beschreibt sie. Welche Methode günstiger ist, wird vom einzelnen Klienten abhängen.

Klienten, die nicht die nötige Vorstellungskraft haben, kann mit farbigen Karten weitergeholfen werden, an denen sie sich orientieren können; bei Gerüchen ist es natürlich schwieriger, „reelle" Hilfen zu bieten. Erstens wäre es wohl recht kompliziert, eine Sammlung von Düften bereitzuhalten und zweitens kommt erschwerend hinzu, daß der Geruchssinn schnell übersättigt ist.

„Ich bin ..." Bei dieser Übung beschreibt sich der Klient zum Beispiel als Tier, als Farbe oder als Möbelstück. Er muß dabei in der ersten Person und der Gegenwartsform sprechen, und darf nicht ausweichen. So darf er zum Beispiel sagen: „Ich bin ein Elefant, aber ich bin friedlich, solange ich nicht gereizt werde", aber nicht: „Ich bin ein Elefant und habe Stoßzähne und einen langen Rüssel."

Manchen Klienten fällt es leichter, eine Art Fragebogen (der etwa so aussehen könnte wie der folgende) auszufüllen und anschließend über die einzelnen Antworten zu berichten.

Wenn ich ein/... wäre, wäre ich ...
Tier
Farbe
Wochentag
Monat
Möbelstück
Kleidungsstück
Zimmer
Wettererscheinung
Transportmittel
Blume oder Pflanze
Obst oder Gemüse
Land

Der Klient kann anhand dieser Antworten oft erkennen und erklären, wie er sich selbst sieht, und wie er gerne sein würde.

Miniaturfiguren können besonders bei der Arbeit mit Kindern hilfreich sein. Geeignet ist entweder eine größere Menge von Puppenhausfiguren beiderlei Geschlechts und jeden Alters oder ein Satz stilisierter und gesichtsloser Puppen, die der Klient universell einsetzen kann. In Kapitel acht wird beschrieben, wie ein Kind solche Figuren benutzt. Manchmal sind improvisierte Figuren sogar noch wirkungsvoller. Ganz zufällig entdeckte eine Beraterin, die mit einem sehr verschlossenen Elfjährigen arbeitete, die Vorteile solcher Improvisationen.

Die Mutter des Jungen war an MS erkrankt und spürte, daß ihre Behinderung dem Sohn stark zu schaffen machte. Er reagierte in unterschiedlichen Situationen völlig widersprüchlich darauf. Einmal war er fast hysterisch um das Wohlsein der Mutter bemüht, dann wieder stand er ihr geradezu feindselig und aggressiv gegenüber.

Der Junge hatte der Beratung zwar zugestimmt und sprach auch bereitwillig über seine Mutter und sich, aber da er sehr wortgewandt und intelligent war, schaffte er es, seine wirklichen Gefühle hinter sehr rationalen und gelassenen Aussagen über die Behinderung der Mutter zu verbergen. Als die Beraterin ihn daran erinnerte, daß seine Mutter sich Sorgen um ihn machte, stellte er die Vermutung an, sie habe wohl Schuldgefühle, weil er unter ihrer Behinderung litt, und versicherte der Beraterin, er verstehe das gut und werde sich bemühen, seine Mutter zu beruhigen.

Nach drei solchen Sitzungen merkte die Beraterin, daß sie ihre Taktik würde ändern müssen und bat den Jungen, über seine Familie zu sprechen. Um seinen Berichten folgen zu können, ließ sie ihn Strichmännchen auf aufstellbare Papierschilder malen, welche die einzelnen Familienmitglieder darstellen sollten. Der Junge bemalte und benannte die Schilder, und nachdem die Beraterin ihn gebeten hatte, mit sich selbst zu beginnen, ordnete er sie folgendermaßen an: Die Mutter und seine Großeltern standen in nächster Nähe zu ihm, sein Bruder, der Vater und die anderen Familienmitglieder waren weiter entfernt. Als er diese Anordnung kommentieren sollte, erklärte er der Beraterin, daß jene drei allesamt krank seien und ihm sehr nahe stünden. Die Beraterin fragte zurück: „Die Kranken stehen dir also am nächsten?" und machte eine impulsive Handbewegung, bei der die drei Schilder umfielen.

Der Junge reagierte heftig, riß die Zettel an sich und stellte sie sorgsam wieder auf. Die Tränen liefen ihm über das Gesicht, und er sagte: „Jeder, den ich liebe, wird krank oder so. Es ist gefährlich, wenn man mich liebt."

Sein Verhalten wurde nun erklärbar. Er hatte Schuldgefühle, weil er glaubte, er sei für die Krankheit seiner Mutter verantwortlich, und versuchte deshalb zu vermeiden, daß ihr durch ihre Liebe zu ihm weiterer Schaden entstand. Auch der Junge selbst konnte das nun erkennen und er war in der Lage, zu akzeptieren, daß er in Wirklichkeit die destruktiven Kräfte gar nicht besaß, die ihn so erschreckt hatten.

Er kommentierte die Übung anschließend folgendermaßen: „Es ist wirklich komisch; es war doch alles nur Papier, aber als Sie es umgeworfen haben, kam es mir vor, als sei es wirklich und meine ganzen Gefühle kamen in mir hoch."

Auch Figuren, die aus Pappe ausgeschnitten sind (sie können entweder von der Beraterin, vom Klienten selbst oder nach dessen Anweisungen angefertigt werden), können verwendet werden, sie erfüllen den gleichen Zweck.

Zeichnungen und Bilder. Ebenso wie Bilder oder Verkörperungen von Personen kann freies Zeichnen – oder noch besser Malen – Klienten dabei helfen, ihre Gefühle auszudrücken und zu erforschen. Indem der Klient mit seiner nicht-dominanten Hand zum Beispiel ein Selbstportrait malt, wird er von dem Gedanken befreit, ein künstlerisch wertvolles Gemälde schaffen zu wollen. Und es gibt noch einen weiteren wichtigen Vorteil. Wie in Kapitel neun behandelt, kann diese Methode „Zensur" seitens des Bewußtseins vermeiden helfen und dadurch hilfreiche Symbole ans Tageslicht bringen.

Die Arbeit mit Fingerfarben, wobei der Klient mit seinen Fingern oder der ganzen Hand bunte Muster und Strukturen erzeugt, kann bewirken, daß wertvolle Gefühle und Erinnerungen freigesetzt werden. Jeder Körperteil und auch ein Rollstuhl, der über ein auf den Boden gelegtes Papier gefahren wird, kann als Werkzeug eingesetzt werden. Wenn die Beraterin ihrem Klienten zuvor verdeutlicht, daß es nicht schlimm ist, wenn er Unordnung und Schmutz verursacht, und eine Waschgelegenheit vorhanden ist, kann er in sein natürliches Kindheits-Ich schlüpfen und seinen Emotionen freien Lauf lassen.

Modelliermasse oder Ton kann in ähnlicher Weise eingesetzt werden. Ton hat dabei sicherlich therapeutischere Wirkung, aber Modelliermasse ist leichter aufzubewahren und zu handhaben. Der Klient mag zwar versuchen, zufällige Formen zu erzeugen, aber häufig wird eine menschenähnliche Figur dabei herauskommen. Die Beraterin kann ihren Klienten dann dahin führen, daß er diese Figur oder Figuren identifiziert und wirkliche oder imaginäre Situationen mit ihnen nachstellt.

Der Klient kann die Figuren manipulieren, ohne Risiken einzugehen, und so kann er auch seine Aggressionen an ihnen auslassen, indem er sie zerstört oder verstümmelt und anschließend – falls er das möchte – wiederherstellt. Jeder, der einmal beobachtet hat, wie erleichtert und befriedigt ein Kind ist, nachdem es das Tonmodell eines verhaßten oder gefürchteten Erwachsenen zu einem formlosen Klumpen zerquetscht hat, weiß um die emotionale Erleichterung, die durch eine solche Handlung ausgelöst werden kann. Auch bei Erwachsenen versagt diese Methode nicht!

Zufallsobjekte. Die Projektion einer Situation auf ein gerade vorhandenes Objekt (uns kam das Beispiel der pensionierten Generale in den Sinn, die ihre Schlachten mit Salzstreuern und Weingläsern nachspielen) kann zur Enthüllung tiefer und schmerzhafter Gefühle führen.

Simon, dessen Geschichte in Kapitel zehn erzählt wird, demonstrierte das einmal sehr eindrücklich. Simon hatte seine Arbeit im Pflegebereich wieder aufgenommen, nachdem er sich außergewöhnlich gut von einem Herzinfarkt erholt hatte. Er und seine Kollegin Liz hatten gegenseitige Supervision vereinbart. Liz bat Simon, anhand der Gegenstände auf dem Kaffeetisch seine Familie zu beschreiben. Simon wählte eine Zellophanhülle einer Keksschachtel, für sich selbst aus und sagte dazu, sie sei nützlich, habe etwas Süßes und Nahrhaftes enthalten und sei durchsichtig, so daß jeder sehen könne, was sich darin befinde. Er fuhr damit fort, Objekte auszuwählen und zu beschreiben und arbeitete dabei ein Familienproblem heraus, das ihn betraf. Als die Übung beendet war, stellte er alle Gegenstände sorgfältig wieder auf ihren alten Platz. Die Zellophantüte knüllte er zusammen und warf sie in den Mülleimer. Sein Kommentar war: „Tja, jetzt ist es nur noch Abfall, nicht wahr?"

Liz fragte zurück: „Abfall, ohne irgendeinen Nutzen?"

„Na ja," sagte Simon, „es ist doch nichts mehr drin, oder?"

Die Sitzung war zu Ende, und Liz spürte, daß es wichtig war, Simon selbst über diese Enthüllung urteilen zu lassen. Dennoch nahm sie die Tüte aus dem Mülleimer, strich sie glatt, legte sie in ihre Mappe und erklärte: „Ich glaube, man sollte sie noch nicht wegwerfen, sie ist zu wertvoll."

Sie sagte sonst nichts mehr, aber für Simon war diese Bemerkung sehr wichtig und er fühlte sich bestätigt.

Szenische Darstellungen können bei der Arbeit mit einer Familie oder einer Klientengruppe eine wirkungsvolle Methode sein, um Beziehungen und Gegebenheiten zu erforschen.

Ein Klient weist den anderen Gruppenmitgliedern Rollen zu und ordnet sie zu einem „Szenario" an, von dem er glaubt, daß es die Situation darstellt, an der er arbeiten möchte. Er kann jeweils einen Kommentar zu dem abgeben, was er tut, und die einzelnen Personen können erzählen, wie sie sich in ihrer derzeitigen Position fühlen. Der Klient kann daraufhin die Anordnung verändern, um verschiedene Möglichkeiten auszuprobieren. Als Ergänzung bieten sich lange Gummibänder an, mit denen die verschiedenen Personen miteinander verbunden werden können. So mußte zum Beispiel ein Sozialarbeiter zusammen mit einer Familie eine schwierige Entscheidung erarbeiten. Möglicherweise hätten eines oder mehrere Familienmitglieder das gemeinsame Haus verlassen müssen. Jedes Familienmitglied arrangierte die anderen zu einem Szenario und veränderte dann die einzelnen Positionen, um verschiedene Möglichkeiten auszuprobieren. Das Kind war jeweils über ein Gummiband mit den Eltern verbunden, und als die verschiedenen Abstände ausgetestet wurden, war die jeweilige Spannung des Gummis ein deutlicher Hinweis auf die Bindung zwischen den Personen.

Die Übung ermöglichte jedem Familienmitglied, seine Gefühle plastisch darzustellen und zeigte sowohl der Familie als auch dem Sozialarbeiter die unterschiedlichen Möglichkeiten auf, sodaß eine angemessene Lösung gefunden werden konnte.

Entspannung und kreative Visualisierung. Für viele Klienten ist das Erlernen wirksamer Entspannungstechniken eine Möglichkeit, Streß abzubauen, besonders, wenn sie in ausgesprochen vertrackten Situationen stecken. Wirkliche Entspannung ist mehr als nur eine Ruhepause für den Körper. Wenn die Beraterin dem Klienten zwanzig Minuten oder eine halbe Stunde fürs „Nichtstun" reserviert, zeigt sie ihm, daß er diese Zeit verdient und wert ist. Er kann auf eine neue Fähigkeit stolz sein. Wird ein Mensch der körperlichen Auswirkungen des Drucks entbunden, hat er die Möglichkeit, sich der Lösung der Probleme zu widmen, die diesen Streß verursachen.

Kombiniert man solche Entspannungstechniken mit kreativer Visualisierung, dann steigt die Wirkung erheblich.

Um diese Technik erlernen zu können, sollte der Klient eine bequeme Stellung einnehmen, sich also möglichst hinlegen oder sich wenigstens entspannt zurücklehnen. Unterbrechungen sollten möglichst ausgeschlossen werden und im Raum sollte es still sein. Werden Musik oder Geräusche eingesetzt, sollten sie geruhsam und nur so laut sein, daß sie als Hintergrund wahrgenommen werden. Im Handel sind einige sehr gut geeignete Aufnahmen, sowohl Musik als auch Geräusche, wie zum Beispiel Meeresrauschen, erhältlich.

Die Beraterin sollte die Instruktionen mit ruhiger, gelassener Stimme vortragen. Durch Wiederholungen kann sie den beruhigenden Effekt verstärken. Dabei sollte sie Anweisungen, welche die Atmung des Klienten betreffen, sorgfältig auf dessen persönlichen Atemrhythmus abstimmen; gerade Menschen, die unter Zerebralparese oder Herzkrankheiten leiden, finden es – im Gegensatz zu den meisten gesunden Personen – alles andere als entspannend, auf ihren Atem zu achten.

Ebenso ist die Technik, Muskeln gezielt zuerst anzuspannen und anschließend wieder zu entspannen, bei vielen Behinderungen völlig unangebracht. Es ist also sinnvoller, Begriffe wie *locker, weich, fest, hart* zu verwenden. Regelmäßige Wiederholung von Worten wie *ruhig* oder *friedlich* bei der Herbeiführung der Entspannung sorgt dafür, daß der Klient diese Begriffe später als Schlüsselwörter verwenden kann, wenn er sich das Gefühl der Entspannung wieder ins Gedächtnis rufen möchte.

Erscheint der Klient völlig entspannt, kann mit der kreativen Visualisierung begonnen werden. Mit derselben Stimme und Wiederholungstechnik wie zuvor beschreibt die Beraterin eine Szene in einem Garten, am Meer oder in der freien Natur. Dabei kann sie auf Vorlieben ihres Klienten eingehen oder eigene Vorstellungen zugrunde legen. Der Klient wird eingeladen, den beschriebenen Ort mit allen Sinnen wahrzunehmen, immer wieder tauchen dabei die jeweiligen Schlüsselbegriffe auf. Der Klient wird in die Szenerie einbezogen, die Beraterin beschreibt, wie er sich dort, von Streß und Schmerz befreit, geschätzt und geliebt, aufhält. Hat der Klient bereits Erfahrungen mit kreativer Visualisierung, können auch konkretere Anregungen einfließen.

Nachdem die Beraterin den Klienten daran erinnert hat, daß er jederzeit zu dieser friedlichen Atmosphäre und den angenehmen Gefühlen zurückkehren kann, bereitet sie ihn darauf vor, nun bald erfrischt und entspannt „aufzuwachen". Dann zählt sie langsam bis fünf, wobei sie bei jedem Schritt den Prozeß des Erwachens beschreibt.

Es kann vorkommen, daß Klienten anschließend befürchten, überhaupt nichts von dem gehört zu haben, was die Beraterin gesagt hat, daß sie in Tagträume abgeglitten seien. Man sollte ihnen dann versichern, daß auch das sehr wertvoll sein kann – und daß sie unbewußt trotzdem alles wahrgenommen haben.

Sicherlich sind nicht alle Methoden der subverbalen Beratung ganz einfach, und es ist einiges an Selbstvertrauen und Erfahrung nötig, um sie erfolgreich anzuwenden, aber wir würden trotzdem jeder Beraterin empfehlen, es auszuprobieren. Sie werden überrascht sein, wie vielen Klienten diese Art zu arbeiten dabei helfen kann, ihre Möglichkeiten zu erkennen und Entscheidungen zu fällen.

14 Warum als Beraterin arbeiten?

Wir haben in diesem Buch versucht, Ihnen aufzuzeigen, daß bei den Personen, mit denen Sie in Kontakt kommen, ein Beratungsbedarf bestehen kann. Patienten und ihre Familien stehen Problemen gegenüber, die Anpassungen und Veränderungen ihres Lebensstils und ihrer Beziehungen erfordern.

Sie mögen fragen: „Alle Patienten?"

Unserer Meinung nach schon.

Die meisten von uns werden schon einmal erlebt haben, wie sich bereits eine kleine Verletzung, eine zeitweilige Behinderung, auf ihr Leben auswirken kann. Eine verbrannte Hand, eine schmerzende Schulter, ein steifes Knie kann unsere gewohnte Funktionsfähigkeit – überraschenderweise – ganz erheblich beeinträchtigen. Vielleicht sind wir unglücklich und fühlen uns ignoriert, weil unsere Mitmenschen sich scheinbar nicht um unser Leid kümmern. Die Intensität unserer negativen Emotionen kann zu Schuldgefühlen führen, und wir fangen an, uns ihrer zu schämen und sie zu verbergen.

Die medizinische Versorgung des Krankenhauspatienten ist gesichert; Ärzte, Therapeuten und Krankenschwestern kümmern sich um sein körperliches Wohlergehen. Der Krankenhaus-Sozialarbeiter und der Beschäftigungstherapeut sind für die auftretenden praktischen und organisatorischen Probleme zuständig. Außerdem sitzen sie in einer Position, in der sie dem Patienten Beratung anbieten könnten. Aber nur allzuoft scheint niemand da zu sein, der sich um die Gefühle des Patienten kümmert, solange er nicht in Depressionen verfällt und psychiatrische Hilfe in Anspruch genommen werden muß. Partner, Familie und Freunde des Patienten sind in solchen Situationen meist viel zu sehr mit sich selbst beschäftigt, als daß sie ihm aufmerksam zuhören könnten. Sind sich die Angehörigen des Patienten ihrer eigenen Gefühle gar nicht bewußt, beziehungsweise haben sie noch nicht erfaßt, daß überhaupt Probleme bestehen, werden sie kaum in der Lage sein, ihm die nötige fürsorgliche Unterstützung zu bieten, die er bräuchte, um mit seinen Schwierigkeiten fertigzuwerden.

Häufig haben Patienten den Eindruck, Ärzte oder Chirurgen seien zu beschäftigt, um sie auch noch mit „belanglosen" Sorgen zu belasten. Die Gespräche mit Medizinern und Krankenhauspersonal beschränken sich oft auf Symptome und Behandlungsmöglichkeiten. Glaubt der Patient, seine Dankbarkeit beweisen zu müssen, kann es passieren, daß er – um nicht undankbar zu erscheinen – seine negativen Emotionen unterdrückt und verbirgt.

Solche Patienten fühlen sich oft weniger verpflichtet, den „guten Patienten" zu spielen, wenn sie merken, daß zum Beispiel ein Sozialarbeiter oder Therapeut ihnen Interesse entgegenbringt. Diese Berufsgruppen scheinen mehr Zeit zu haben, Zeit, die aufgewendet werden kann, um über Gefühle zu sprechen.

Wir wollen damit nicht sagen, daß Mediziner kein Bewußtsein für einen Beratungsbedarf bei ihren Patienten hätten oder daß es keine Ärzte gäbe, die zur Beratung eines Patienten bereit wären. Doch beweist die Erfahrung, daß das nicht immer der Fall ist. Ärzte haben häufig einfach nicht die notwendige Zeit, oder sie glauben, nicht die richtige Person zu sein, um diese Hilfe geben zu können. Oft wird die Notwendigkeit aber auch einfach verleugnet.

Auf die Frage, 'Warum als Beraterin arbeiten?' würden wir eine dreiteilige Antwort geben:

1. Jemand braucht Hilfe.
2. Jemand hat mich um Hilfe gebeten.
3. Ich möchte helfen.

14.1 Der Lohn

Wir haben schon über den Beratungsbedarf und die verschiedenen Methoden von Klienten, um Hilfe zu bitten, berichtet und darüber, was es für die Beraterin bedeutet, sich auf einen Klienten einzulassen. Warum aber sollte ich überhaupt auf einen Klienten eingehen wollen?

Jeder Mensch möchte gebraucht werden.

Von einem anderen Menschen gebraucht zu werden, etwas geben zu können, das ein anderer braucht, ist eine große Bestätigung des eigenen Werts.

Es tut gut, wenn jemand sagt: „Bei Ihnen fällt es mir so leicht zu reden", „Sie helfen mir so viel" oder: „Nur Sie verstehen mich wirklich." Es tut immer wieder gut, egal wie oft man es hört und wie unwürdig man sich auch gerade eines solchen Lobes fühlen mag. Es tut gut, gebraucht und geschätzt zu werden.

Manchmal wird behauptet, es sei unrecht und man erniedrige sich selbst, wenn man die Rolle der Beraterin genieße. Anscheinend wird es als überheblich und unwürdig empfunden, sich darüber zu freuen, daß man geschätzt wird. Wir dagegen halten es für unrealistisch und unehrlich, abzustreiten, daß es ein gutes Gefühl ist, wenn das Bedürfnis, gebraucht zu werden, in einer Beratungsbeziehung seine Erfüllung findet.

Dieses gute Gefühl ist hart verdient. Beratung bestätigt und entschädigt die Beraterin nicht immer; sie kann auch schwierig, mühsam, frustrierend, langweilig und belastend sein.

Die guten Gefühle, die wir bei der Beratung empfinden, verdanken wir unseren Klienten. Sie sind all die Schwierigkeiten wert. Sich in einen anderen Menschen einzufühlen führt zu Bescheidenheit, innerer Bereicherung und Erleuchtung.

14.2 Was nun?

Haben Sie sich erst einmal entschlossen, die Bitte eines Klienten um Hilfe zu erfüllen und sind eine Beratungsbeziehung eingegangen, mögen Sie sich fragen: „Was nun?"

Wir haben kurz die verschiedenen Fähigkeiten angeführt, die für die Beratung nötig sind.

Wir haben die Bedeutung des Selbstverstehens diskutiert und einige Übungen hierzu beschrieben. Natürlich können wir diese Themen nicht allzu sehr vertiefen.

Sollten Sie sich tatsächlich dazu entschlossen haben, sich dem Beratungsbereich zuzuwenden, möchten Sie sicher Genaueres wissen.
Es gibt ein Sprichwort:
„Ich höre und ich vergesse.
Ich sehe und ich erinnere mich.
Ich tue und ich weiß."
Mit diesem Wort im Hinterkopf sollte Lektüre, die natürlich sehr sinnvoll ist, nur eine Ergänzung zum Sammeln eigener Erfahrungen sein.

In der folgenden Bibliographie haben wir die Titel einiger Werke zusammengestellt, die uns sehr geholfen haben. Sie lassen sich in zwei Kategorien unterteilen:

1. Erfahrungsberichte aus dem Gebiet Behinderung und Krankheit

Manche dieser Bücher sind autobiographisch, andere wurden von Eltern oder Partnern kranker oder behinderter Menschen verfaßt. Sie sind insofern sehr wertvoll, als sie uns die Gefühle der Menschen bewußt machen, mit denen wir arbeiten, und uns klarmachen, wie unterschiedlich verschiedene Personen reagieren können. Außerdem kann es heilsam sein, einmal zu erfahren, wie es ist, auf der „anderen" Seite zu stehen.

2. Beschreibungen verschiedener Beratungsmodelle

Die meisten Beraterinnen wählen unter verschiedenen Techniken diejenige aus, die ihnen für einen bestimmten Klienten am ehesten angemessen erscheint. Viele Beraterinnen haben ein Lieblingsmodell, das ihrer Lebensphilosophie und ihrem Temperament am nächsten kommt. Auf dieses Modell werden sie dann bei der Beratung am häufigsten zurückgreifen.

Wir würden vorschlagen, daß Sie zunächst so viele verschiedene Modelle lernen und ausprobieren, wie Sie aufnehmen können. Die jeweils benötigten Fähigkeiten können Sie mit einer Supervisorin erarbeiten und beurteilen.

Übungsmöglichkeiten bieten auch diverse Kurse über Beratungstechniken. Kurzveranstaltungen führen in grundlegende wie auch spezielle Beratungsmethoden ein oder bieten die Möglichkeit, einmal erlernte Techniken zu vertiefen. Längere Kurse, bei denen man häufig ein Zertifikat erwerben kann, vermitteln Erfahrungen auf Spezialgebieten. Wir können natürlich nur sehr allgemein gehaltene Hinweise auf solche Veranstaltungen geben und würden Ihnen raten, bei der Auswahl aus der wachsenden Angebotspalette Vorsicht walten zu lassen; nicht jeder angebotene Kurs muß auch der richtige für Sie sein.

Fähige Berater sind nicht unbedingt auch begnadete Pädagogen. Manche Kurse bieten nur theoretische Ausbildung, und wir haben ja bereits erwähnt: nur Übung – in Verbindung mit Supervision – macht den Meister. Andere Veranstaltungen geben sich den Anstrich eines „Workshops"; aber bei Teilnehmerzahlen über vierzig Personen ist wirkliche Workshop-Erfahrung, bei der jeder Teilnehmer individuell betreut wird, unmöglich.

Ganz allgemein empfehlen wir, solche Kurse zu besuchen, die von anerkannten Schulen oder Organisationen angeboten werden und sich über Inhalte und Dozenten zu informieren, bevor irgendwelche Verpflichtungen eingegangen werden.

Glossar

Beratung: (auch: *Gesprächsführung*) Anwendung von Gesprächsmethoden und Hilfestellungen, die es einem Klienten möglich machen, seine Probleme zu erkennen und zu verstehen und die entsprechenden Lösungen beziehungsweise Wege, mit diesen Problemen zu leben, zu finden.

Block: Unbewußte oder uneingestandene Motive, die eine Person davon abhalten, eine beabsichtigte oder wünschenswerte Handlung auszuführen, oder die verhindert, daß die Beraterin die Gefühle ihres Klienten erkennt, wenn diese ihren eigenen Emotionen zu ähnlich sind.

Empathie: Versuch, sich in eine andere Person hineinzuversetzen und die Welt so wahrzunehmen, wie diese sie erlebt.

Euphorie: Zustand gehobener Stimmung und Wohlbefindens, der im Widerspruch zur tatsächlichen Situation stehen kann und nicht unbedingt in der Realität verankert ist.

Feedback: Aufgreifen und Wiederholung der Aussagen des Klienten durch die Beraterin. Dadurch führt sie dem Klienten seine eigenen Gefühle vor Augen und signalisiert ihm, daß sie diese Gefühle versteht und akzeptiert.

Gestalt: Als ganzes wahrgenommene Reizkonfiguration, ausgewogene Ganzheit der Persönlichkeit.

Identifikation: Erkennen eigener Wesenszüge in einer anderen Person beziehungsweise die Übernahme von Einstellungen, Eigenarten usw. einer bewunderten Person.

Klient: Jemand, der Hilfe bei einem Fachmann sucht und diese von ihm erhält.

Klientenzentrierte Therapie: (auch: *Nicht-direktive Therapie*) Modell der Gesprächstherapie, bei dem davon ausgegangen wird, daß nur der Klient seine Probleme definieren und – mit der Hilfe einer Beraterin – geeignete Lösungswege finden kann. Falls die Probleme unlösbar sind, sollen Wege erarbeitet werden, dennoch trotz dieser Schwierigkeiten, ein akzeptables Leben führen zu können.

Konditionierte Reaktion: Verhaltensmuster, das durch erzieherische Erwartungen, die von anderen an eine Person gerichtet werden, hervorgerufen und durch deren Zustimmung gefestigt wird.

Kongruenz: Bewußtsein einer beratenden Person für ihre eigenen Gefühle innerhalb einer Gesprächsbeziehung und Mitteilung dieser Emotionen an den Klienten, wenn es angemessen erscheint.

Körperbild: Vorstellung, die eine Person von ihrem Erscheinungsbild und ihren Eigenschaften hat. Diesem Eindruck paßt die Person ihr Verhalten an.

Libido: Sexualtrieb, psychische Kraft, die uns veranlaßt, nach angenehmen Empfindungen zu streben; sexuelle Energie.

Lösung: Weg zur Beseitigung eines Problems.

Phantasie: Vorstellungen einer Person von der Realität, die sich aus ihrer subjektiven Wahrnehmung entwickeln.

Rationalisierung: Oft unbewußter Abwehrmechanismus, der verhindert, daß eine Person die wirklichen Bedürfnisse eines anderen Menschen bemerkt und auf sie eingeht, wobei sie ihre eigentlichen Beweggründe aber nicht erkennt, sondern Scheinbegründungen vorschiebt.

Rollenspiel: Eine Person besitzt einige Informationen über eine andere Person, in die sie sich hineinversetzen soll. Mit Hilfe dieser Informationen schlüpft sie in die Rolle der anderen Person, durchlebt die Gefühle, die hervorgerufen werden, und teilt sie einem Partner oder einer Arbeitsgruppe mit. Rollenspiel ist keineswegs Schauspielerei oder Verstellung, sondern eine Erforschung der echten Gefühle, die eine bestimmte Situation hervorrufen kann.

Strategie: Verhaltensmuster oder Handlungsablauf, bewußt oder unbewußt entworfen, um ein Ziel zu erreichen.

Subverbale Beratung: Form der Beratung, bei der nicht die Sprache, sondern andere Mittel benutzt werden, um dem Klienten zu ermöglichen, seine Gefühle und Probleme zu erkennen und mit ihnen fertigzuwerden.

Supervisorin: Eine Beraterkollegin, die einer Beraterin dabei hilft, ihre Arbeit mit einem Klienten auszuwerten und mit den dabei entstehenden Gefühlen und Problemen zurechtzukommen.

Verdrängung: Verbannung schmerzhafter oder unerträglicher Erlebnisse aus dem Bewußtsein.

Verleugnung: Innerer Abwehrmechanismus; bewußte oder unbewußte Weigerung oder Unfähigkeit, unangenehme oder schmerzhafte Tatsachen zu erkennen und/oder zu akzeptieren.

Transaktionsanalyse: Verständnis der Persönlichkeitsstruktur eines Erwachsenen als Zusammensetzung verschiedener Ich-Zustände, die sich auf seine Beziehungen und Entscheidungen auswirken.

Literaturverzeichnis

Erfahrungsberichte

Dette, U.: Ein langer Abschied – Der Verlauf einer Alzheimer-Krankheit. Frankfurt, Fischer 1991

Dexel, K.: Wolken über dem Tag. Leben mit einer endogenen Depression. Frankfurt, Fischer 1990

Filmer, W.: Suzanne Fleer: Abschied vom Leben – Gespräche mit einer Sterbenden. München, Goldmann 1991

Gerlinghoff, M.: Magersüchtig. München, Piper 1991

Green, H.: Ich habe Dir nie einen Rosengarten versprochen. Reinbek, Rowohlt 1984

Gordon, B.: Ich tanze so schnell ich kann. Geschichte einer Tablettensucht. Hamburg, Reinbek 1991

Habel, L.: Herrgott, schaff die Treppen ab. München, dtv 1992

Hahn-Lepper, M.: Nicht zum Leben geboren. Trauerarbeit nach dem Verlust meiner Kinder. Frankfurt, Fischer 1990

Hayden, T.L.: Ich habe ein behindertes Kind. Mütter und Väter berichten. München, dtv 1992

Holtzmann, A.: Bunt ist meine Lieblingsfarbe. Manisch-depressive Erkrankungen als Grenzerfahrung. Frankfurt, Fischer 1994

Johannis, I.: Das siebende Brennesselhemd. Aufzeichnungen einer Alkoholkranken. Freiburg, Herder 1990

Kipphardt, R.: März. Reinbek, Rowohlt 1981

Klemm, M. et al.: Tränen im Regenbogen. Phantastisches und wirkliches aufgeschrieben von Mädchen und Jungen der Kinderklinik Tübingen. München , dtv 1991

Klimmek, B.: Janec und Tobias. Leben mit dem Muskelschwund. Frankfurt, Fischer 1991

Kübler-Ross, E.: Verstehen was Sterbende sagen wollen. Einführung in ihre symbolische Sprache, Gütersloh, GTB 1989

Lane, R.: Robby. München , dtv 1990

Lehmann, D.: Dagmar. Der gemeinsame Weg einer Mutter und ihres mongoloiden Kindes zu Reife und Lebensfreude. München, dtv 1990

Lenz, L.: Der Indianer. Bericht eines Kehlkopflosen. Hamburg, Kellner 1990

Lohner, M.: Plötzlich allein. Frauen nach dem Tod des Partners. Frankfurt, Fischer 1991

Noll, P.: Diktate über Sterben und Tod, München, Piper 1987

Menninger, D.: Lerne Abschied nehmen. Frankfurt, Fischer 1993

Poppe-Teufel, I.: Tollkirschenzeit. Malignes Melanom als Erfahrung der Lebensgrenze. Frankfurt, Fischer 1992

Sechehaye, M.: Tagebuch einer Schizophrenen. Frankfurt, Suhrkamp 1978

Sheehan, S.: Ich bin nicht da wo ihr mich sucht – Die Geschichte einer Schizophrenie. München, Heyne 1987

Zöller, D.: Wenn ich mit euch reden könnte. Ein autistischer Jungen beschreibt sein Leben. München, dtv 1991

Zupnik, N.: Janina ist nicht wie die anderen. Ein Kind mit Handicaps. Frankfurt, Fischer 1990

Klienten-zentrierte Gespächspsychotherapie

Biermann-Ratjen, E.M., et al.: Gesprächspsychotherapie. Stuttgart, Kohlhammer 1979

Bommert, H. & H.D. Dahlhoff (Hrsg.), 1978: Das Selbsterleben in der Psychotherapie. München, U&S 1978

Franke, A.: Klienten-zentrierte Gruppenpsychotherapie. Stuttgart, Kohlhammer 1978

Howe, J. (Hrsg.): Integratives Handeln in der Gesprächstherapie. Weinheim, Belz 1982

Rogers, C.R.: Entwicklung der Persönlichkeit. Stuttgart, Klett 1973

Rogers, C.R.: Die Kraft des Guten. München, Kindler 1978

Rogers, C.R.: Der neue Mensch. Stuttgart, Klett 1981

Rogers, C.R.: Die klientenzentrierte Gesprächspsychotherapie. Frankfurt, Fischer 1983

Bommert, H.: Grundlagen der Gesprächspsychotherapie. Stuttgart, Kohlhammer 1977

Tausch, R. & A. Tausch: Gespächspsychotherapie. Göttingen, Hogrefe 1977

Zielke, M.: Indikation zur Gesprächspsychotherapie. Stuttgart, Kohlhammer 1979

Klienten-zentrierte Gesprächsführung und Anwendung

Gerbis, E.: Das klientenzentrierte Konzept und seine Integration in die Soziale Einzelhilfe. In: Hoffmann, N. (Hrsg.): Therapeutische Methoden in der Sozialarbeit. Salzburg, Otto Müller, 1977 S. 15-73

Kreigstein, M. von: Gesprächspsschotherapie in der Seelsorge. Grundkurs nichtdirektiver Gesprächsführung in der Schule und Gemeinde. Stuttgart, Kohlhammer, 1977

Mann, F.: Die Anwendung klientenzentrierter Konzepte und Methoden in der heutigen Psychiatrie. In Jankowski, P. Tscheulin, D., Fietkau, H.J. & Mann, F. (Hrsg.): Klientenzentrierte Gesprächspsychotherapie heute. Bericht in 1. Europäischer Kongreß für Gesprächspsychotherapie in Würzburg 1974, Göttingen, Hogrefe, 1976

Mann, F.: Psychotherapie ohne Mauern. Zu einer neuen psychosoziale Praxis. Frankfurt, Campus 1979

Mucchielli, R.: Das nicht-direktive Beratungsgespräch. Salzburg, Otto Müller 1974

Weber, W.: Wege zum helfenden Gespräch. München 1981

Weinberger, S.: Klientenzentrierte Gesprächsführung. Ein Lern- und Trainingsprogramm. Weinheim – Basel 1980

Sterben/Tod/Trauer

Cook/Phillips: Verlust und Trauer. Berlin-Wiesbaden, Ullstein-Mosby 1995
Lugton: Kommunikation mit Sterbenden und ihren Angehörigen. Berlin Wiesbaden, Ullstein-Mosby 1995

Gestalttherapie

Perls, F.S., R.F. Hefferlin & Goodman: Gestalt-Therapie, Stuttgart, Klett 1979
Perls, F.S.: Grundlagen der Gestalttherapie. München, Pfeiffer 1976
Polster, E. & M. Polster: Gestalttherapie. München, Kindler 1975
Perls, F.S.: Das Ich, der Hunger und die Aggression. Stuttgart. Klett 1978
Walter, H.J.: Gestalttherapie und Psychotherapie. Darmstadt, Steinkopf 1977

Transaktionsanalyse

Berne, E.: Spiele der Erwachsenen. Reinbek, Rohwolt 1969
Harris, T.A.: Ich bin o.k. – Du bist o.k. Reinbek, Rohwolt 1975

Sexualität und Behinderung

Dechesne, B. et al. (Hrsg.): ... aber nicht aus Stein. Medizinische und psychologische Probleme von körperlicher Behinderung und Sexualität. Weinheim, Belz 1981
De la Cruz, F.F., La Veck, G.D.: Geistig retardierte und ihre Sexualität. Soziokulturelle und medizinische Aspekte. München, Reinhardt 1975
Haeberle, E.J.: Die Sexualität des Menschen. Handbuch und Atlas. Berlin. de Gruyter 1985
Offenhausen, H.: Behinderung und Sexualität. Probleme und Lösungsmöglichkeiten. Bonn-Bad Godesberg (Rehabilitationsverlag), 1981

Anschriften

Gesellschaft für wissenschaftliche Gesprächspsychotherapie e.V. (GWG)
Richard Wagner Straße 12, 50674 Köln, T.: 02 21 / 25 29

Deutsche Vereinigung für Gestalttherapie (DVG)
Charottenstraße 1, 40210 Düsseldorf, T.: 02 11 / 3 69 46 38

Deutsche Gesellschaft für Integrative Therapie, Gestalttherapie und Kreativitätsförderung e.V. (DGIK) c/o Cornelia Gräf Trautmann (Sek)
Kühlwetterstraße 49, 40239 Düsseldorf, T.: 02 11 / 63 26 24

Fritz Perls Institut für Integrative Therapie,
Gestalttherapie und Kreativitätsförderung (FPI)
Kühlwetterstraße 49, 40239 Düsseldorf, T.: 0211/62 22 55

Selbsthilfegruppen
Die folgende Liste der Selbsthilfegruppe bezieht sich auf die im Buch ange-
sprochnen Erkrankungen oder Behinderungen. Für weitergehende Informationen
über andere Selbsthilfegruppen kontaktieren Sie die Nationale Kontakt- und Informationsstelle zur Anregung und Unterstützung von Selbsthilfegruppen
(NAKOS) (s.u.).

AIDS-Hilfe, Deutsche ...
Diefenbachstraße 33, 10967 Berlin, T.: 0 30 / 69 00 87-0

Aphasiker e.V., Bundesverband für die Rehabilitation der ...
Georgstraße 9, 50389 Wesseling, T.: 0 22 36 / 4 66 98

Behinderte (BAGH), Bundesarbeitsgemeinschaft für...
Kirchfeldstraße 149 40215 Düssledorf, T.: 02 11 / 3 10 06-0

Gehörlosen und Schwerhörigen e.V., Gesellschaft zur Förderung der ...
Veit- Stoß-Straße 14, 80687 München, T.: 0 89 / 58 88 48

Heredo-Ataxie Gesellschaft e.V.
Haußmannstraße 6, 70188 Stuttgart, T.: 07 11 / 2 15 51 14

Körper- und Mehrfachbehinderte e.V., Bundesverband für ...
Brehmstraße 5–7, 40239 Düsseldorf, T.: 02 11 / 62 66 51

Körperbehinderter e.V., Bundesverband Selbsthilfe ...
Alt-Krautheimerstraße 17, 74236 Krautheim, T.: 0 62 94 / 6 80

Multiple Sklerose Kranke, MSK e.V., Initiative Selbsthilfe ...
Wiclefstraße 61, 10551 Berlin, T.: 0 30 / 3 95 31 35

Multiple Sklerose Gesellschaft - Bundesverband - e.V., DMSG
Vahrenwalderstr. 205, 30165 Hannover, T.: 05 11 / 63 30 23

Omega mit dem Sterben leben e.V.
Postfach 14 07, 34334 Hannoversch Münden, T.: 0 55 41 / 53 56

Osteogenesis imperfecta (Glasknochen) Betroffene e.V., Deutsche Gesellschaft
für ... Postfach 15 46, 63155 Mühlheim a.M., T.: 0 61 08 / 7 63 34

Parkinson Vereinigung e.V. Bundesverband, Deutsche ...
Moselstraße 31, 41464 Neuss, T.: 0 21 01 / 4 10 16

Pro Familia – Deutsche Gesellschaft für Familienplanung, Sexualpädagogik und
Sexualberatung e.V.
Stresemannallee 3, 60596 Frankfurt/M., T.: 0 69 / 63 90 92

Rehabilitation, Bundesarbeitsgemeinschaft für ...
Walter Kolb Straße 9–11, 60594 Frankfurt, T.: 0 69 / 60 50 18-0

Rheuma Liga e:V., Deutsche ...
Rheinallee 69, 53137 Bonn, T.: 02 28 / 95 75 00

Selbsthilfegruppen (NAKOS), Nationale Kontakt- und Informationsstelle zur
Anregung und Unterstützung von ...
Albrecht Achilles Straße 65, 10709 Berlin, T.: 0 30 / 8 91 40 19

Selbsthilfegruppen e.V., Deutsche Arbeitsgemeinschaft ...
Friedrichstraße 28, 35392 Gießen, T.: 06 41 / 7 02 24 78

Stotterer-Selbsthilfe e.V., Bundesvereinigung ...
Kasparstraße 4, 50670 Köln, T.: 02 21 / 73 07 31

Wendepunkt e.V., Kontakt- und Informationsstelle gegen sexuellen Mißbrauch
an Mädchen und Jungen. c/o Kinderschutzbund
Talstraße 21, Freiburg, T.: 07 61 / 7 22 00

Wildwasser Berlin, Beratungsstelle
Mehringdamm 50, Berlin, T.: 0 30 / 7 86 50 17

Sachwortregister